Table des matiè

Partie 8
Soulagement de l'étouffement 59

Partie 9
Éléments particuliers à prendre en considération 67

Partie 10
Vue d'ensemble 71

CD de l'étudiant sur les SIR à l'intention des professionnels de la santé

Partie (1)

Concepts généraux

Introduction

Bienvenue au cours des Soins immédiats en réanimation (SIR) pour les professionnels de la santé. Grâce aux connaissances et aux techniques que vous apprendrez dans ce cours, vous pourrez sauver une vie. Vous apprendrez les techniques de RCR à exécuter sur des victimes de tous les âges, comment utiliser un défibrillateur externe automatisé (DEA) et comment dégager les voies respiratoires d'une personne qui s'étouffe (obstruction des voies respiratoires par un corps étranger). Les compétences que vous aurez acquises pendant ce cours vous permettront de reconnaître les situations d'urgence, telles que l'arrêt cardiaque soudain, et comment intervenir lorsqu'elles se présentent.

L'arrêt cardiaque soudain (ACS) est la cause principale de décès aux États-Unis et au Canada.[1 à 3] Bien que les prévisions relatives au nombre annuel de décès dus aux ACS survenant en milieu préhospitalier varient beaucoup,[1, 2, 4, 5] les données provenant des Centres de prévention et de lutte contre les maladies estiment qu'environ 330 000 personnes meurent tous les ans d'une maladie coronarienne avant d'atteindre l'hôpital ou la salle d'urgence aux États-Unis (nombre approximatif des ACS en milieu préhospitalier). Sur ce nombre, environ 250 000 décès surviennent en milieu préhospitalier.[1, 6] L'incidence annuelle des ACS en Amérique du Nord a été estimée par des sources distinctes à environ 0,55 pour 1 000 personnes de la population générale.[3, 4]

But de ce manuel

Ce manuel est destiné principalement aux professionnels de la santé qui interviennent au cours des urgences cardiovasculaires et respiratoires. Le manuel couvre les sujets suivants :

- L'information et les compétences nécessaires pour la réanimation cardiorespiratoire (RCR) d'un adulte, d'un enfant et d'un nourrisson.
- L'information nécessaire pour traiter l'arrêt cardiaque avec un défibrillateur externe automatisé (DEA).
- La reconnaissance et le traitement de l'étouffement.
- Les facteurs de sécurité à considérer lors de la formation et de la réanimation réelle.

Encadrés et algorithmes

Ce manuel comprend plusieurs encadrés présentant des informations spécifiques :

- Des faits concernant la Fondation des maladies du cœur, qui présentent les justifications du choix d'une procédure particulière.
- Les précautions vous mettant en garde contre les situations à éviter.
- Des concepts essentiels qui vous fournissent de l'information critique.

Ce manuel comprend également des algorithmes résumant les méthodes à employer en présence d'une victime inconsciente.

Utilisation du CD sur les SIR à l'intention des professionnels de la santé

Des renseignements supplémentaires sont présentés sur le CD des SIR à l'intention des professionnels de la santé (inclus avec ce manuel). Le CD contient des sections avec de courtes vidéos qui résument les techniques que vous apprendrez en classe. Veuillez prendre le temps de regarder ces courtes vidéos avant chaque cours. Cela facilitera votre apprentissage des techniques pratiquées pendant le cours. Le CD contient aussi du matériel de référence et d'autres renseignements qui pourront vous être utiles.

Concepts essentiels

La RCR de bonne qualité améliore les chances de survie d'une victime. Les concepts essentiels pour la RCR de qualité comprennent :

- Pousser fort et pousser vite : faire des compressions thoraciques à la fréquence de 100 compressions par minute.
- Permettre au thorax de reprendre totalement sa position de repos après chaque compression.
- Réduire au minimum les interruptions pendant les compressions thoraciques; essayer de limiter les interruptions à une durée inférieure à dix secondes.
- Éviter l'hyperventilation.

Points à examiner pour les lecteurs étrangers

Le tableau suivant a été conçu pour les étudiants étrangers qui suivent ce cours. Il a pour but d'aider à expliquer le matériel de ce cours qui peut n'avoir de pertinence que pour ceux qui sont aux États-Unis. Pour toute information plus spécifique concernant vos pratiques et organisations locales, veuillez vous adresser à votre instructeur.

Page 1	Les statistiques présentées dans l'introduction sont particulières aux États-Unis. Les maladies cardiovasculaires sont l'une des causes principales de décès, tant pour les hommes que les femmes, dans le monde entier. Pour consulter des statistiques concernant votre région, visitez le site Web de l'Organisation mondiale de la santé (OMS) sur les maladies cardiovasculaires au lien suivant : http://www.who.int/cardiovascular_diseases/en/
Page 8	L'*Occupational Safety and Health Administration*, OSHA, (agence administrative responsable des accidents au travail et des maladies professionnelles) est une organisation des États-Unis. Veuillez vous adresser aux autorités locales qui sont responsables des normes de sécurité et de santé pour votre lieu de travail.
Page 67	L'*Occupational Safety and Health Administration*, OSHA, (agence administrative responsable des accidents au travail et des maladies professionnelles) est une organisation des États-Unis. Veuillez vous adresser aux autorités locales qui sont responsables des normes de sécurité et de santé pour votre lieu de travail.
Page 72	Dans la section intitulée *Le premier maillon : accès rapide,* le texte fait référence au système téléphonique 9-1-1. Ce système est spécifique aux États-Unis et au Canada. Veuillez vous adresser à votre instructeur pour obtenir le numéro d'urgence pour votre région.

RCR pour les adultes

Notions élémentaires de la RCR pour les adultes

Aperçu

Cette partie décrit les notions élémentaires de la RCR pour les adultes.

Objectifs d'apprentissage

À la fin de cette partie, vous pourrez :

- vous rappeler toutes les étapes de base de la RCR pour les adultes;
- faire la démonstration des étapes de base de la RCR pour les adultes.

Comprendre les quatre parties de la RCR

La RCR comprend quatre parties principales :

- Voies respiratoires
- Respiration
- Circulation
- Défibrillation

Vous apprendrez chacune de ces parties pendant ce cours. **Remarque** : Nous commencerons par la technique la plus facile mais très importante des compressions thoraciques. Plus tard, nous vous enseignerons comment ces habiletés s'intègrent dans le bon ordre pour la RCR.

Compressions thoraciques

Aperçu

Cette partie décrit comment faire les compressions thoraciques sur les adultes.

Objectifs d'apprentissage

À la fin de cette partie, vous pourrez :

- placer vos mains pour faire des compressions thoraciques;
- faire des compressions thoraciques à la bonne fréquence;
- faire des compressions thoraciques avec retour à la position de repos du thorax;
- faire des compressions thoraciques jusqu'à une profondeur adéquate.

Importance des compressions thoraciques

L'une des parties importantes de la RCR est celle des compressions thoraciques, qui maintiennent le débit sanguin vers le cœur, le cerveau et les autres organes vitaux.

Technique des compressions thoraciques

Suivez les étapes ci-dessous pour faire des compressions thoraciques sur un adulte :

Étape	Intervention
1	Placez-vous à côté de la victime.
2	Assurez-vous qu'elle est couchée sur le dos, sur une surface plane et ferme. Si la victime est allongée sur le ventre, le visage tourné vers le bas, retournez-la avec précaution pour qu'elle soit sur le dos.
3	Déplacez ou enlevez tous les vêtements qui couvrent le thorax de la victime. Vous devez voir sa peau.
4	Posez le talon d'une main au centre du thorax nu de la victime, entre les mamelons (Figure 1).
5	Placez le talon de l'autre main sur la première main.
6	Allongez vos bras tout droit et placez vos épaules directement au-dessus de vos mains.
7	Poussez fort et vite. Exercez une pression sur une profondeur de 4 à 5 centimètres (1,5 à 2 pouces) lors de chaque compression. Pour chaque compression thoracique, assurez-vous que vous poussez tout droit sur le sternum de la victime (Figure 2).
8	À la fin de chaque compression, assurez-vous que vous laissez au thorax le temps de reprendre sa position de repos ou son expansion. L'expansion totale du thorax permet qu'une quantité plus grande de sang remplisse le cœur entre les compressions thoraciques. L'expansion incomplète du thorax réduit le débit sanguin créé par les compressions thoraciques.
9	Faites les compressions régulièrement, à la fréquence de 100 par minute.

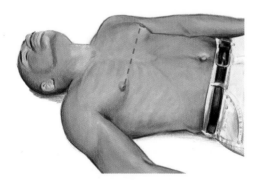

Figure 1. Placez vos mains sur le sternum, sur la ligne intermammaire.

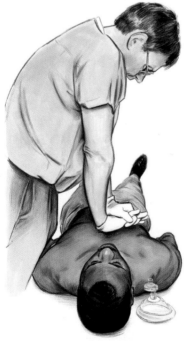

Figure 2. Position du secouriste pendant les compressions thoraciques.

Concepts essentiels	Lors de la Conférence 2005 sur le Consensus, les chercheurs sont arrivés à plusieurs conclusions concernant les compressions thoraciques :

Habileté	**Pourquoi cela est important**
Les secouristes DOIVENT pousser fermement et profondément sur le thorax.	Des compressions thoraciques peu profondes ne peuvent pas produire un débit sanguin suffisant.
Les secouristes DOIVENT comprimer à la fréquence de 100 fois par minute.	Cette fréquence de compression devrait produire un débit sanguin suffisant et améliorer la survie.
Les secouristes DOIVENT permettre au thorax de revenir totalement en position de repos après chaque compression.	Le retour à la position de repos du thorax permet le remplissage maximal du cœur. Cela est nécessaire pour que le débit sanguin soit efficace pendant les compressions thoraciques. Le retour incomplet à la position de repos du thorax réduit le débit sanguin créé par les compressions thoraciques.
Les secouristes NE DOIVENT PAS interrompre les compressions thoraciques fréquemment ou pendant longtemps.	Quand vous NE comprimez PAS le thorax, le sang NE circule PAS.

Faits fondamentaux	Si vous éprouvez des difficultés à pousser assez profondément sur le sternum pendant les compressions, placez une main sur le sternum pour pousser sur le thorax. Saisissez le poignet de cette main avec l'autre main pour soutenir la main qui pousse sur le thorax. Cette technique peut être utile pour les secouristes souffrant d'arthrite des mains et des poignets.

Retour à la position de repos du thorax	Laissez au thorax le temps de reprendre sa position de repos après chaque compression. Le retour du thorax à sa position de repos permet le remplissage maximal du cœur après chaque compression.
Fréquence des compressions	Les données scientifiques fondées sur des preuves n'ont pas identifié une seule fréquence de compression idéale. La plupart des études suggèrent une fréquence d'environ 100 compressions thoraciques par minute, si les compressions sont suffisamment profondes et si les interruptions pendant les compressions sont minimales.
Ne déplacer la victime que si cela est nécessaire	*Ne déplacez pas la personne* pendant que la RCR est en cours, à moins que la victime ne se trouve dans un environnement dangereux (comme, par exemple, dans un bâtiment en feu) ou si vous estimez que vous ne pouvez pas pratiquer la RCR efficacement du fait de la position ou de l'emplacement de la victime. Les compressions thoraciques vitales commenceront plus tôt si les secouristes font la réanimation à l'endroit où ils trouvent la victime.

Dégagement des voies respiratoires et insufflations

Aperçu	Cette partie décrit comment dégager correctement les voies respiratoires d'une victime et de faire des insufflations.
Objectifs d'apprentissage	À la fin de cette partie, vous pourrez : • faire la technique de bascule de la tête avec soulèvement du menton; • donner des insufflations bouche-à-bouche à une victime; • donner des insufflations bouche-à-masque à une victime.

Position du secouriste

Placez-vous à côté de la victime afin d'être prêt à

- dégager les voies respiratoires;
- donner des insufflations à la victime.

Faire la technique de bascule de la tête avec soulèvement du menton

Pour faire la technique de bascule de la tête avec soulèvement du menton, suivez les étapes ci-dessous (Figure 3) :

Étape	Intervention
1	Placez une main sur le front de la victime et poussez avec la paume pour faire basculer la tête en arrière.
2	Placez les doigts de l'autre main sous la partie osseuse de la mâchoire inférieure, près du menton.
3	Soulevez la mâchoire vers le haut pour amener le menton vers l'avant.

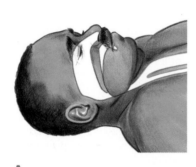
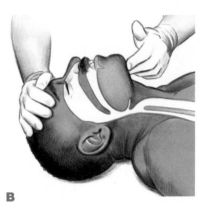

A   **B**

Figure 3. La technique de bascule de la tête avec soulèvement du menton dégage les voies respiratoires d'une victime inconsciente. **A.** Obstruction par la langue. Lorsqu'une personne est inconsciente, sa langue peut bloquer les voies respiratoires supérieures. **B.** La technique de bascule de la tête avec soulèvement du menton soulève la langue, ce qui dégage les voies respiratoires bloquées.

Attention : Ce qu'il faut éviter de faire lorsque vous basculez la tête et soulevez le menton

- Ne pas appuyer profondément sur les tissus mous, sous le menton, car cela pourrait bloquer les voies respiratoires.
- Ne pas utiliser le pouce pour soulever le menton.
- Ne pas fermer complètement la bouche de la victime (à moins que la technique de choix pour faire des insufflations à cette personne soit le bouche-à-nez).

Insufflations bouche-à-bouche

Les insufflations bouche-à-bouche constituent un moyen rapide et efficace pour donner de l'oxygène à la victime.[7] L'air expiré par le secouriste contient environ 16 % d'oxygène et 5 % de dioxyde de carbone. Cette quantité d'oxygène est suffisante pour répondre aux besoins de la victime.[7]

Suivez les étapes suivantes pour donner des insufflations bouche-à-bouche à la victime :

Étape	Intervention
1	Maintenez les voies respiratoires de la victime dégagées à l'aide de la technique de bascule de la tête avec soulèvement du menton.
2	Pincez le nez de la victime entre votre pouce et votre index (en utilisant la main qui appuie sur le front).
3	Inspirez normalement (et non profondément), puis posez vos lèvres autour de la bouche de la victime en formant un joint étanche à l'air (Figure 4).
4	Faites une insufflation (soufflez pendant une seconde). Observez si le soulèvement du thorax se produit pendant que vous faites l'insufflation.
5	Si le thorax ne se soulève pas, recommencez la technique de bascule de la tête avec soulèvement du menton.
6	Faites une seconde insufflation (soufflez pendant une seconde). Observez le soulèvement du thorax.

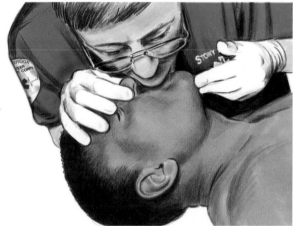

Figure 4. Insufflations bouche-à-bouche.

Attention : Risque de distension gastrique

Si vous faites les insufflations trop rapidement ou avec trop de force, il est probable que l'air entrera dans l'estomac au lieu des poumons. Cela peut causer une distension gastrique.

La distension gastrique se produit fréquemment pendant le bouche-à-bouche, le bouche-à-masque ou la ventilation au ballon-masque.[8, 9] La distension gastrique peut entraîner des complications graves, telles que le vomissement,[10 à 12] l'aspiration[13] ou la pneumonie.[14] Les secouristes peuvent réduire le risque de distension gastrique en évitant de faire des insufflations trop rapides ou avec trop de force. Pendant la RCR, la distension gastrique peut toutefois se produire même si les secouristes font les insufflations correctement.

Pour éviter la distension gastrique :

- prenez une seconde pour faire chaque insufflation;
- donnez suffisamment d'air pour que le soulèvement du thorax se produise chez la victime.

Insufflations bouche-à-dispositif de protection

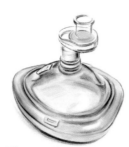

Figure 5.
Masque facial.

Bien que le risque d'infection pendant la RCR soit très faible, l'*Occupational Safety and Health Administration* (OSHA), l'organisme responsable des questions de santé au travail et des accidents du travail aux É.-U., exige que les dispensateurs de soins utilisent des précautions normalisées lorsqu'ils sont exposés à du sang ou à des liquides organiques (par ex., de la salive). Les précautions normalisées comprennent l'emploi de dispositifs de protection, tels qu'un masque facial (Figure 5) ou un ballon-masque pour faire des insufflations.

Un masque comporte normalement une valve unidirectionnelle qui envoie l'air expiré dans la direction opposée au secouriste. Les secouristes devraient remplacer les écrans faciaux par des dispositifs bouche-à-masque ou à ballon-masque à la première occasion.

Bouche-à-masque

Pour l'insufflation bouche-à-masque, on utilise un masque avec ou sans valve unidirectionnelle. La valve unidirectionnelle permet à l'air expiré par le secouriste d'entrer dans la bouche et le nez de la victime et d'envoyer l'air expiré par cette dernière dans la direction opposée au secouriste. Certains masques ont une entrée d'oxygène qui permet de donner de l'oxygène d'appoint.

L'usage efficace d'un dispositif de protection à masque nécessite des instructions et de la pratique sous supervision.

Emploi de la méthode bouche-à-masque

Pour utiliser un masque, le secouriste qui agit seul se place à côté de la victime. Cette position est idéale pour faire la RCR à un seul secouriste parce qu'elle permet de faire des insufflations et des compressions thoraciques quand le secouriste est placé à côté de la victime. Le secouriste qui agit seul tient le masque contre le visage de la victime et dégage les voies respiratoires à l'aide de la technique de bascule de la tête avec soulèvement du menton.

Suivez les étapes ci-dessous pour faire des insufflations au masque à la victime :

Étape	Intervention
1	Placez-vous à côté de la victime.
2	Placez le masque sur le visage de la victime, en vous guidant avec la voûte de son nez pour le mettre en place correctement.
3	Appliquez le masque en faisant un joint étanche contre le visage de la victime : • à l'aide de la main la plus proche du sommet de la tête de la victime, placez votre index et votre pouce le long du bord du masque; • placez le pouce de l'autre main le long du bord inférieur du masque.
4	Mettez le reste des doigts de votre main le plus près possible du cou de la victime, le long de l'arête osseuse de la mâchoire et soulevez la mâchoire. Basculez la tête et soulevez le menton pour dégager les voies respiratoires (Figure 6).
5	Pendant que vous soulevez la mâchoire, appuyez fermement et complètement autour du bord externe du masque pour que ce dernier forme un joint étanche contre le visage.
6	Donnez de l'air pendant une seconde pour que le soulèvement du thorax se produise chez la victime.

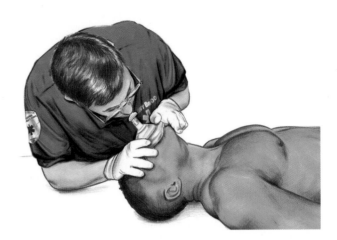

Figure 6. Ventilation bouche-à-masque par un seul secouriste. Le secouriste fait la RCR à un secouriste depuis sa position à côté de la victime. Basculer la tête et soulever le menton pour dégager les voies respiratoires tout en tenant le masque fermement appliqué contre le visage de la personne.

Rapport de compressions à ventilations

Le secouriste qui agit seul devrait utiliser le rapport de compressions à ventilations de trente compressions suivies de deux insufflations pour faire la RCR sur des victimes de tous les âges (sauf sur les nouveau-nés). Deux secouristes devraient utiliser le rapport de compressions à ventilations de quinze compressions suivies de deux insufflations pour faire la RCR sur des enfants et des nourrissons.

Les secouristes devraient prendre toutes les mesures possibles pour donner des insufflations efficaces. Cela minimisera les interruptions pendant les compressions thoraciques. Lorsque vous faites des compressions thoraciques, il est important d'appuyer profondément à la fréquence d'environ 100 compressions par minute et de permettre au thorax de revenir à sa position de repos.

Séquence de la RCR à un secouriste pour les adultes

Aperçu

Cette partie énumère les éléments successifs de la RCR à un secouriste.

Objectifs d'apprentissage

À la fin de cette partie, vous pourrez :

- identifier quand commencer la RCR sur une victime;
- démontrer tous les éléments successifs de la RCR à un secouriste.

Coordination de l'ensemble des étapes

Suivez ces étapes pour faire la RCR à un secouriste (voir aussi Figure 7) :

Étape	Intervention
1	Évaluez l'état de conscience de la victime. Si la victime ne réagit pas, criez pour appeler de l'aide.
2	Si vous êtes seul, appelez les services préhospitaliers d'urgence et obtenez, si possible, un DEA.
3	Dégagez les voies respiratoires de la victime et vérifiez sa respiration (pendant au moins cinq secondes, mais pas plus de dix secondes).
4	Si la victime ne respire pas adéquatement, faites deux insufflations.
5	Vérifiez le pouls de la victime (pendant au moins cinq secondes, mais pas plus de dix secondes).
6	Si vous ne trouvez pas de pouls, faites cinq cycles de compressions et de ventilations (rapport de 30 : 2).

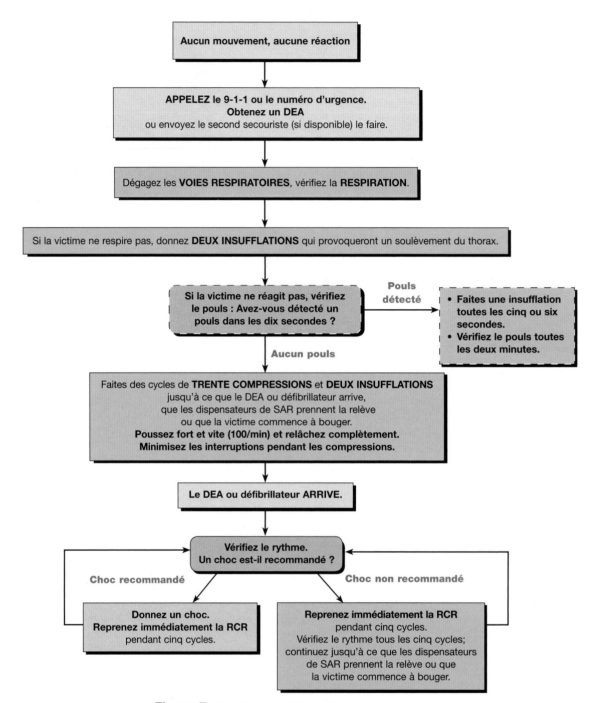

Figure 7. Algorithme des SIR pour les adultes.

Positionnement de la victime

La victime devrait être sur le dos, le visage tourné vers le haut, et sur une surface ferme, avant le début de la RCR. Si la victime est inconsciente et si son visage n'est pas tourné vers le haut, roulez-la pour que son visage soit tourné vers le haut.

Si la victime n'est pas sur une surface ferme (par exemple, si elle est au lit), placez une planche ou une autre surface rigide entre la victime et le lit. Si aucune n'est disponible, placez la victime sur le sol. Consultez la page 69 concernant le déplacement des victimes atteintes de blessures à la tête ou au cou.

Étape 1 : Évaluation

Le secouriste qui arrive à côté de la victime doit rapidement s'assurer que le lieu est sécuritaire. Le secouriste doit ensuite vérifier l'état de conscience de la victime :

Étape	Intervention
1	Assurez-vous d'abord que le lieu est sécuritaire pour vous et la victime. Vous ne voulez pas devenir vous-même une victime. (Voir « Sécurité de la victime et du secouriste », partie 9.)
2	Tapez sur l'épaule de la victime et criez « Comment vous sentez-vous? » (voir Figure 8).

Étape 2 : Appelez les services préhospitaliers d'urgence et procurez-vous un DEA

Si vous êtes seul et trouvez une personne inconsciente, criez pour appeler de l'aide. Si personne ne répond, appelez les services préhospitaliers d'urgence, obtenez un DEA si possible, puis revenez vers la victime et commencez la RCR.

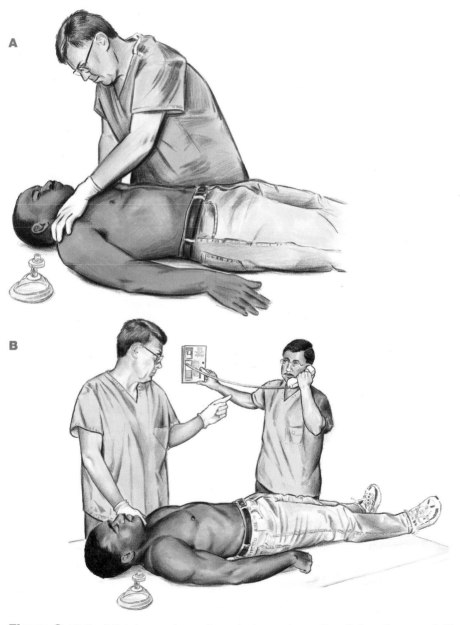

Figure 8. Vérifiez l'état de conscience et appelez les services préhospitaliers d'urgence. **A.** Tapez sur l'épaule de la victime et criez « Comment vous sentez-vous? ». **B.** Si la personne est adulte et ne répond pas, criez pour appeler de l'aide. Si un autre secouriste répond, demandez-lui d'appeler les services préhospitaliers d'urgence.

Étape 3 : Dégagez les voies respiratoires et vérifiez la respiration

Pour évaluer la respiration, vous devez observer, écouter et sentir pour détecter la respiration. Cette procédure d'évaluation devrait prendre *au moins cinq secondes, mais pas plus de dix secondes*. Si le dispensateur de soins ne détecte pas une respiration adéquate après dix secondes, le secouriste doit faire deux insufflations (voir ci-dessous).

Suivez les étapes suivantes pour observer, écouter et sentir afin de détecter la respiration :

Étape	Intervention
1	Dégagez les voies respiratoires de la victime à l'aide de la technique de bascule de la tête avec soulèvement du menton.
2	Mettez votre oreille près de la bouche et du nez de la victime (Figure 9).
3	Pendant que vous observez le thorax de la victime : • **regardez** si le thorax se soulève et retombe; • **écoutez** si de l'air s'échappe pendant l'expiration; • **sentez** pour détecter un flux d'air contre votre joue.

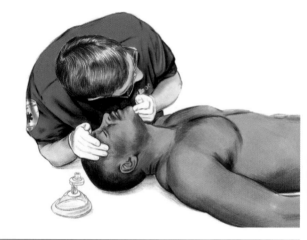

Figure 9. Vérifiez la respiration. Placez votre visage près du nez et de la bouche de la victime et observez, écoutez et sentez pour détecter la respiration.

Faits fondamentaux : Importance du dégagement des voies respiratoires	La position de la tête peut bloquer les voies respiratoires et empêcher une respiration adéquate chez certaines victimes inconscientes. Le dégagement des voies respiratoires à l'aide de la technique de bascule de la tête avec soulèvement du menton permet à la victime de respirer à nouveau adéquatement sans que le secouriste ait besoin de prendre d'autres mesures.
Étape 4 : Donnez deux insufflations	Si la victime ne respire pas adéquatement, utilisez un dispositif de protection pour donner deux insufflations (d'une seconde chacune) pendant que vous observez s'il se produit un soulèvement du thorax.
Étape 5 : Vérifiez le pouls	Après avoir fait deux insufflations, les dispensateurs de soins devraient prendre *au moins cinq secondes, mais pas plus de dix secondes*, pour vérifier s'il existe un pouls.
Localisation du pouls de l'artère carotide	Pour vérifier le pouls d'un adulte, palpez pour trouver le pouls de la carotide.[15] Cette technique est souvent plus facile et exige une pression moindre sur le côté le plus proche du secouriste.
Faits fondamentaux : Commencement de la RCR en cas d'incertitude de l'existence d'un pouls	Si vous n'êtes pas sûr que la victime a un pouls, il faut commencer les étapes de la RCR. La RCR inutile est moins nuisible que de ne pas faire la RCR lorsqu'une victime en a vraiment besoin.

Suivez les étapes suivantes pour localiser le pouls de l'artère carotide :

Étape	Intervention
1	Maintenez la tête basculée avec une main appuyée sur le front de la victime.
2	Localisez la trachée à l'aide de deux ou trois doigts de l'autre main (Figure 10A).
3	Glissez ces deux ou trois doigts dans la dépression formée entre la trachée et les muscles du côté du cou, où l'on peut sentir le pouls de la carotide (Figure 10B).
4	Palpez l'artère *pendant au moins cinq secondes, mais pas plus de dix secondes.*

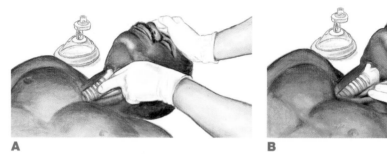

A   **B**

Figure 10. Trouver le pouls de la carotide. **A.** Localisez la trachée. **B.** Palpez délicatement pour trouver le pouls de la carotide.

Étape 6 : Commencez les cycles de trente compressions thoraciques suivies de deux insufflations

Le secouriste qui agit seul devrait utiliser un rapport de compressions à ventilations de trente compressions pour deux insufflations lorsqu'il fait la RCR sur des adultes.

Le secouriste qui agit seul doit s'efforcer de faire des insufflations efficaces. Cela permettra de minimiser les interruptions pendant les compressions thoraciques. Lorsque vous faites des compressions thoraciques, il est important d'appuyer à la profondeur appropriée et à la fréquence d'environ 100 compressions par minute. Il faut aussi permettre au thorax de revenir complètement à sa position de repos.

Faits fondamentaux : Fréquence des compressions

La fréquence des compressions fait référence à la *vitesse* des compressions, et non au *nombre* de compressions effectivement réalisées chaque minute. Le nombre réel de compressions thoraciques données par minute est déterminé par la fréquence des compressions thoraciques et la durée pendant laquelle le secouriste fait des compressions. Les interruptions (par ex., l'utilisation d'un DEA, donner des insufflations) réduisent le nombre réel de compressions données.

Concept essentiel : Minimiser les interruptions

Les secouristes doivent faire tout ce qu'ils peuvent pour minimiser les interruptions de compressions thoraciques. Les études ont démontré que les secouristes professionnels ne font des compressions thoraciques qu'environ la moitié du temps seulement pendant les réanimations. Quand un secouriste ne fait pas des compressions thoraciques, il n'y a aucun débit sanguin vers le cerveau et le cœur. Les causes qui empêchent de faire des compressions thoraciques peuvent inclure :

- des vérifications de pouls prolongées;
- trop de temps passé à faire des insufflations à la victime;
- le déplacement de la victime;
- l'utilisation d'un DEA.

Les secouristes doivent s'efforcer de minimiser le nombre et la durée des interruptions des compressions thoraciques. Les secouristes doivent essayer de limiter ces interruptions à moins de dix secondes, sauf pendant l'intubation, la défibrillation ou le déplacement de la victime d'un lieu dangereux (tel qu'un incendie).

Questions récapitulatives

1. La fréquence correcte pour faire des compressions thoraciques est de _____ compressions par minute.

2. Le rapport de compressions à ventilations correct pour un adulte est de _____ compressions pour _____ insufflations.

3. Les secouristes doivent essayer de minimiser la durée des interruptions à moins de _____ secondes.

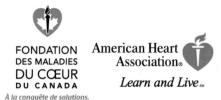

Cours des SIR pour les professionnels de la santé

Feuille d'exercices pratiques pour la RCR à un secouriste pour les adultes

Lignes directrices pour l'exécution des techniques

Vérifiez l'état de conscience.
- Si aucune réaction, criez pour appeler de l'aide. En l'absence d'aide, appelez les services préhospitaliers d'urgence et procurez-vous un DEA.

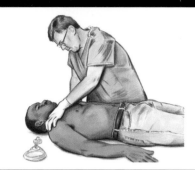

Dégagez les voies respiratoires.
- Basculez la tête et soulevez le menton.

Vérifiez s'il existe une respiration adéquate (prenez au moins cinq secondes, mais pas plus de dix secondes pour cela).
- Observez, écoutez et sentez.

En cas d'absence de respiration adéquate, donnez deux insufflations.
- Provoquez un soulèvement du thorax.

Vérifiez le pouls.
- Prenez au moins cinq secondes, mais pas plus de dix secondes, pour faire cette vérification.

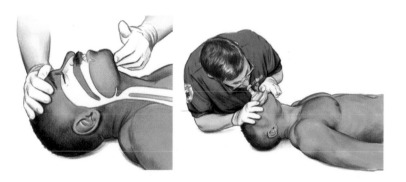

Dégagez les voies respiratoires.   Donnez deux insufflations.

Si vous ne palpez pas de pouls, commencez des cycles de trente compressions thoraciques suivies de deux insufflations :
- Trente compressions (poussez fort et vite)
- Fréquence de 100 par minute
- Deux insufflations

Réduisez au minimum les interruptions pendant les compressions thoraciques; essayez de limiter les interruptions à une durée inférieure à dix secondes.

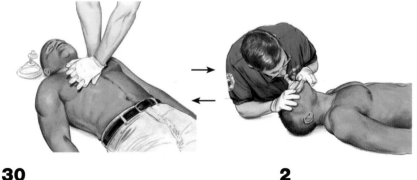

30   **2**

RCR pour les enfants (d'un an jusqu'à l'adolescence)

RCR sur un enfant

Aperçu

Les professionnels de la santé doivent utiliser les lignes directrices de la RCR pour les enfants âgés d'un an jusqu'à l'adolescence. Les signes de l'adolescence comprennent le développement de la poitrine chez les filles et la croissance pileuse sous les bras, sur le thorax et sur le visage chez les garçons.

Dès que l'enfant a atteint l'adolescence, les professionnels de la santé doivent utiliser les lignes directrices de la RCR pour les adultes, en cas de réanimation.

Objectifs d'apprentissage

À la fin de cette partie, vous pourrez :

- vous rappeler les différences entre la RCR pour les adultes et celle pour les enfants;
- faire la démonstration des étapes de base de la RCR pour les enfants.

Modifications apportées à la RCR pour les enfants

Bien que les étapes pour donner la RCR sur un adulte et sur un enfant soient semblables, il existe quelques différences :

- la quantité d'air donnée pendant les insufflations;
- le besoin éventuel d'essayer plus de deux fois de faire deux insufflations qui provoquent le soulèvement du thorax;
- la profondeur des compressions;
- l'emploi possible d'une seule main pour faire les compressions thoraciques sur les enfants de petite taille;
- ce qu'il faut faire lorsque le pouls de l'enfant est inférieur à 60 battements par minute;
- le moment propice pour fixer un DEA;
- le moment propice pour appeler les services préhospitaliers d'urgence.

Quantité d'air

Lorsque vous faites des insufflations à un enfant, assurez-vous que vous donnez suffisamment d'air pour provoquer le soulèvement du thorax de la victime. Avec les enfants de petite taille, vous pouvez insuffler moins d'air que pour un enfant plus grand ou un adulte.

Faire deux insufflations efficaces

Les secouristes devront peut-être essayer quelques fois pour faire au total deux insufflations qui provoquent le soulèvement du thorax de la victime. Si l'une des insufflations ne provoque pas le soulèvement du thorax, le secouriste doit essayer à nouveau de dégager les voies respiratoires de l'enfant et de faire une insufflation qui provoque le soulèvement du thorax.

Les nourrissons et les enfants qui subissent un arrêt cardiaque souffrent souvent d'un manque d'apport en oxygène au cerveau, au cœur et aux autres organes vitaux, même avant que le cœur n'arrête de pomper le sang. Il est très important de faire des insufflations efficaces (insufflations qui provoquent le soulèvement du thorax) sur les nourrissons et les enfants pendant la RCR.

Partie 3

Profondeur des compressions

Lorsque vous faites des compressions thoraciques, rappelez-vous les différences de profondeur des compressions :

Enfant âgé d'un an jusqu'à l'adolescence	Adulte
Exercer une pression d'une profondeur allant d'un tiers à la moitié de celle du thorax pendant chaque compression.	Exercer une pression d'une profondeur de 4 à 5 centimètres (1,5 à 2 pouces) pendant chaque compression.

Compressions thoraciques avec une seule main

Pour les enfants de petite taille, vous pouvez utiliser une ou deux mains pour faire les compressions thoraciques. Assurez-vous que vous comprimez le thorax sur une profondeur allant d'un tiers à la moitié de celle du thorax pendant chaque compression.

RCR pour les fréquences cardiaques lentes

Si la fréquence cardiaque de l'enfant est inférieure à 60 battements par minute avec des signes de mauvaise perfusion (par ex., mauvaise coloration), commencez la RCR.

Notez que vous ne devriez pas compter le pouls pendant toute une minute. Prenez le pouls pendant au moins cinq secondes, mais pas plus de dix secondes, puis calculez la fréquence du pouls.

Quand faut-il appeler les services préhospitaliers d'urgence?

En présence d'un enfant inconscient, le secouriste qui agit seul doit faire environ cinq cycles de RCR avant de laisser l'enfant seul pour appeler les services préhospitaliers d'urgence.

Notez que si l'enfant devient soudainement inconscient, le dispensateur de soins qui agit seul doit suivre la séquence destinée aux adultes et appeler d'abord les services préhospitaliers d'urgence (et se procurer un DEA s'il y en a un de disponible). Le secouriste qui agit seul doit ensuite retourner auprès de la victime pour utiliser un DEA dès que possible et commencer la RCR.

Quand faut-il fixer un DEA?

Dans un environnement non hospitalier, les secouristes doivent faire environ cinq cycles de RCR sur un enfant avant de fixer un DEA.

Coordination de l'ensemble des étapes pour les enfants

Le tableau suivant indique les étapes à suivre pour donner la RCR sur un enfant (voir Figure 11) :

Étape	Intervention
1	Évaluez l'état de conscience de la victime. Si la victime ne réagit pas, criez pour appeler de l'aide.
2	Si quelqu'un répond, envoyez cette personne appeler les services préhospitaliers d'urgence et procurez-vous un DEA (s'il y en a un de disponible).
3	Dégagez les voies respiratoires de la victime et vérifiez sa respiration (pendant au moins cinq secondes, mais pas plus de dix secondes).
4	Si la victime ne respire pas, faites deux insufflations (vous devrez peut-être essayer quelques fois pour dégager les voies respiratoires et faire au total deux insufflations qui provoquent le soulèvement du thorax).
5	Vérifiez le pouls de la victime (prenez-le pendant au moins cinq secondes, mais pas plus de dix secondes). Si vous ne palpez pas de pouls ou si la fréquence cardiaque est inférieure à 60 battements par minute avec des signes de mauvaise perfusion (par ex., mauvaise coloration), passez à l'étape 6.
6	Faites des cycles de compressions et d'insufflations selon un rapport de trente compressions pour deux insufflations, à la fréquence de cent compressions par minute.
7	Après cinq cycles de RCR : • si personne ne l'a encore fait, appelez les services préhospitaliers d'urgence et obtenez un DEA s'il y en a un de disponible; • utilisez le DEA.

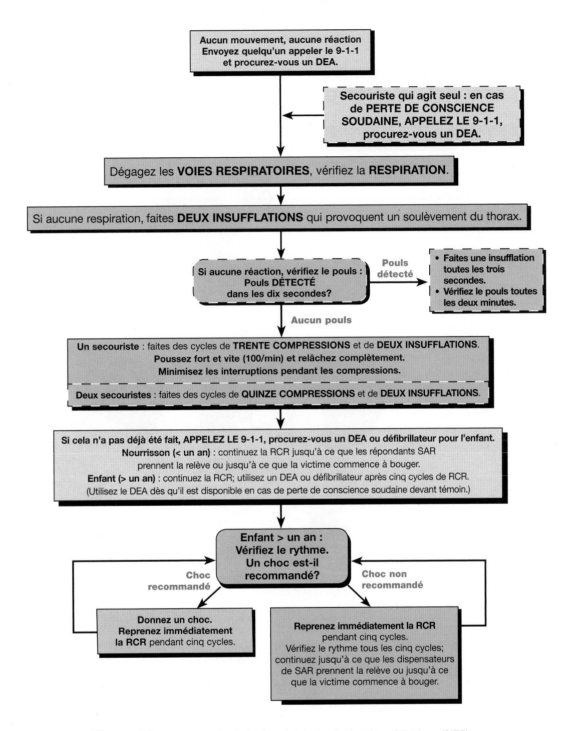

Figure 11. Algorithme des Soins immédiats en réanimation pédiatrique (SIRP).

Rapport de compressions à ventilations pour les enfants à deux secouristes

Les secouristes devraient utiliser un rapport de compressions à ventilations de quinze compressions pour deux insufflations lors de la RCR à deux secouristes sur des enfants pour la réanimation dans un environnement non hospitalier ou hospitalier. Les enfants éprouvent souvent des difficultés respiratoires conduisant à l'arrêt cardiaque. Par conséquent, des insufflations plus fréquentes sont plus bénéfiques pour les enfants.

Questions récapitulatives

1. La fréquence correcte pour faire des compressions à un enfant est de _____ compressions par minute.

2. Le rapport correct de compressions à ventilations pour la RCR à un secouriste sur un enfant est de _____ compressions pour _____ insufflations.

Cours des SIR pour les professionnels de la santé

Feuille d'exercices pratiques pour la RCR à un secouriste sur les enfants

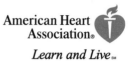

FONDATION
DES MALADIES
DU CŒUR
DU CANADA
À la conquête de solutions.

American Heart
Association®
Learn and Live ℠

Lignes directrices pour l'exécution des techniques

Vérifiez l'état de conscience.

- Si l'enfant ne réagit pas, criez pour appeler de l'aide. Envoyez quelqu'un appeler les services préhospitaliers d'urgence et procurez-vous un DEA.

Dégagez les voies respiratoires.

- Basculez la tête et soulevez le menton.

Vérifiez si l'enfant respire (prenez au moins cinq secondes, mais pas plus de dix secondes).

- Observez, écoutez et sentez.

Si l'enfant ne respire pas, faites deux insufflations.

- Provoquez un soulèvement du thorax (vous devrez peut-être essayer quelques fois pour faire au total deux insufflations qui provoquent le soulèvement du thorax).

Vérifiez le pouls.

- Prenez au moins cinq secondes, mais pas plus de dix secondes, pour faire cette vérification.

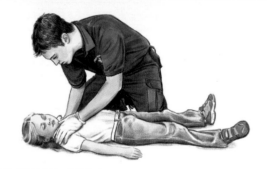

Dégagez les voies respiratoires, vérifiez la respiration.

Faites deux insufflations.

Si vous ne palpez pas de pouls ou si la fréquence cardiaque est inférieure à 60 battements par minute avec des signes de mauvaise perfusion, commencez des cycles de trente compressions suivies de deux insufflations :

- Trente compressions (pousser fort et vite)
- Fréquence de 100 par minute
- Deux insufflations

Minimisez les interruptions pendant les compressions thoraciques; essayez de limiter les interruptions à une durée inférieure à dix secondes.

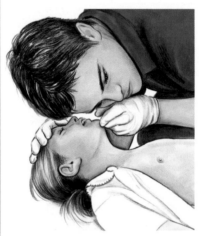
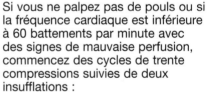

30

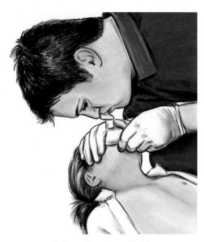
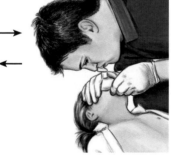
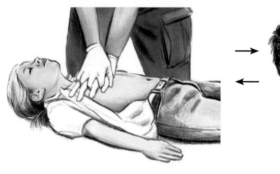

2

Après cinq cycles, si vous agissez seul, appelez les services préhospitaliers d'urgence et procurez-vous un DEA.

Technique du ballon-masque et respiration artificielle sur les adultes et les enfants

Technique du ballon-masque et respiration artificielle

Aperçu

Cette partie explique comment faire des insufflations avec un ballon-masque et faire la respiration artificielle.

Objectifs d'apprentissage

À la fin de cette partie, vous pourrez :
- faire des insufflations avec un ballon-masque;
- faire la respiration artificielle.

Dispositif à ballon-masque

Les dispositifs à ballon-masque sont constitués d'un ballon fixé à un masque facial. Ils peuvent aussi inclure une valve unidirectionnelle. Ces dispositifs sont la méthode la plus courante pour assurer une ventilation à pression positive dans les milieux non hospitaliers et hospitaliers.

La technique de ventilation au ballon-masque exige des instructions et de la pratique. Vous devriez être capable de faire une ventilation efficace au ballon-masque.

Faits fondamentaux : Importance du dégagement des voies respiratoires et d'un joint étanche

Pour assurer une ventilation efficace, le secouriste doit pouvoir exécuter une technique de bascule de la tête et appuyer ensuite le masque contre le visage de la victime, et ce, pendant qu'il soulève la mâchoire. Lorsque c'est possible, utilisez la technique à deux personnes pour dégager les voies respiratoires, créer un joint étanche à l'air entre le visage et le masque, puis faire des insufflations efficaces en observant s'il se produit des soulèvements du thorax.

Faits fondamentaux : Faire des insufflations avec de l'oxygène d'appoint

Si vous utilisez de l'oxygène d'appoint avec un ballon-masque, vous devez quand même faire chaque insufflation d'une durée d'une seconde.

Un secouriste utilisant le ballon-masque

Suivez ces étapes pour utiliser le ballon-masque :

Étape	Intervention
1	Mettez-vous en position, directement au-dessus de la tête de la victime.
2	Mettez le masque sur le visage de la victime, en vous guidant avec la voûte de son nez pour le mettre en place correctement.
3	Utilisez la technique de fixation E-C pour garder le masque en place pendant que vous soulevez la mâchoire pour maintenir les voies respiratoires dégagées (Figure 12) : • basculez la tête; • à l'aide du pouce et de l'index d'une main, faites un « C » pour appuyer les bords du masque contre le visage; • servez-vous des autres doigts pour soulever la mâchoire (les trois doigts forment un « E ») et dégager les voies respiratoires.
4	Comprimez le ballon pour faire des insufflations (une seconde chacune) pendant que vous observez s'il se produit un soulèvement du thorax. La façon de faire les insufflations est la même, que l'on utilise ou non de l'oxygène d'appoint.

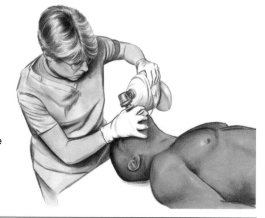

Figure 12. Technique du bouche-à-masque avec fixation E-C pour tenir le masque pendant le soulèvement de la mâchoire. Placez-vous près de la tête de la victime. Encerclez le bord supérieur du masque avec le pouce et l'index (en formant un « C ») pendant que vous utilisez le majeur, l'annulaire et l'auriculaire (pour former un « E ») pour soulever la mâchoire.

Deux secouristes utilisant le ballon-masque

Deux secouristes peuvent faire une ventilation plus efficace qu'un seul secouriste. Lorsque deux secouristes utilisent le système à ballon-masque, l'un des secouristes dégage les voies respiratoires à l'aide de la technique de bascule de la tête avec soulèvement du menton et maintient le masque contre le visage de la victime pendant que l'autre comprime le ballon (Figure 13). Les techniques de maintien du masque sont les mêmes que celles décrites ci-dessus pour le dispositif de bouche-à-masque. Si un troisième secouriste est disponible, il peut faire une manœuvre de Sellick (voir « Manœuvre de Sellick, pression exercée sur le cartilage cricoïde », à la partie 9).

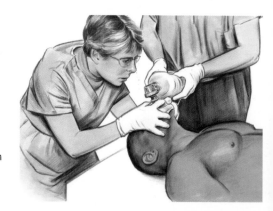

Figure 13. Deux secouristes utilisent le ballon-masque. Le secouriste placé près de la tête de la victime bascule la tête de celle-ci et applique le masque de façon étanche contre le visage de la personne à l'aide du pouce et de l'index de chaque main, en formant un « C » pour assurer un joint complètement étanche autour des bords du masque. Le secouriste utilise les trois autres doigts (formant un « E ») pour soulever la mâchoire (cela maintient les voies respiratoires dégagées). Le second secouriste comprime lentement le ballon (pendant une seconde) jusqu'à ce qu'il se produise un soulèvement du thorax. Les deux secouristes devraient observer ce soulèvement du thorax.

Respiration artificielle

Il arrive parfois que les patients ont une respiration inadéquate ou ne respirent pas, tout en ayant un pouls. Pour ces victimes, les secouristes ne font que des insufflations, sans compressions thoraciques. Nous appelons cela la respiration artificielle.

Le tableau suivant expose les lignes directrices pour la respiration artificielle donnée à des victimes ayant un pouls.

Respiration artificielle pour un adulte	Respiration artificielle pour un enfant
• Faire une insufflation toutes les cinq ou six secondes (dix à douze insufflations par minute).	• Faire une insufflation toutes les trois à cinq secondes (douze à vingt insufflations par minute).
• Chaque insufflation doit durer une seconde.	• Chaque insufflation doit durer une seconde.
• Chaque insufflation doit provoquer un soulèvement du thorax visible.	• Chaque insufflation doit provoquer un soulèvement du thorax visible.
• Vérifier le pouls environ toutes les deux minutes.	• Vérifier le pouls environ toutes les deux minutes.

Faits fondamentaux : Arrêt respiratoire

Il y a arrêt respiratoire lorsque la respiration est totalement absente ou nettement inadéquate pour maintenir une oxygénation et une ventilation efficaces bien que la victime ait conservé un pouls. Les dispensateurs de soins devraient pouvoir détecter l'arrêt respiratoire et déterminer si la respiration est inadéquate pour maintenir une oxygénation ou une ventilation efficace.

RCR à deux secouristes pour les adultes et les enfants

Séquence de la RCR à deux secouristes

Aperçu

Cette partie explique comment faire la RCR à deux secouristes pour les adultes et les enfants.

Objectifs d'apprentissage

À la fin de cette partie, vous pourrez faire la démonstration de toute la séquence de la RCR à deux secouristes.

Lorsqu'un second secouriste arrive

Lorsqu'un autre secouriste est disponible pour aider, ce dernier doit appeler les services préhospitaliers d'urgence et se procurer un DEA. Le premier secouriste doit rester avec la victime pour commencer immédiatement la RCR. Quand le second secouriste revient, les secouristes doivent faire les compressions thoraciques à tour de rôle, en changeant de poste tous les cinq cycles de RCR (environ toutes les deux minutes).

Technique

Tous les secouristes professionnels doivent apprendre les deux techniques de RCR : à un secouriste et à deux secouristes. Lorsque cela est possible, utilisez des dispositifs de protection pour la ventilation bouche-à-masque et à ballon-masque.

Dans la RCR à deux secouristes (Figure 14), chaque secouriste joue un rôle spécifique.

Secouriste	Emplacement	Interventions
Secouriste 1	À côté de la victime	• Fait des compressions thoraciques. • Compte à haute voix. • Change de rôle avec le second secouriste à tous les cinq cycles ou toutes les deux minutes, en prenant moins de cinq secondes pour effectuer le changement.
Secouriste 2	À la tête de la victime	• Maintient les voies respiratoires dégagées. • Fait des insufflations, observe s'il se produit des soulèvements du thorax et évite l'hyperventilation. • Encourage le premier secouriste à faire des compressions rapides et suffisamment profondes et à laisser le thorax reprendre sa position de repos entre les compressions. • Change de rôle avec le premier secouriste à tous les cinq cycles ou toutes les deux minutes, en prenant moins de cinq secondes pour effectuer le changement.

Si un troisième secouriste se présente, il peut aider avec le ballon-masque et prendre place dans la rotation pour faire les compressions thoraciques.

Concept essentiel : Éviter l'hyperventilation pendant la RCR

Évitez de faire trop d'insufflations par minute (hyperventilation) pendant la RCR, en particulier une fois que les voies respiratoires ont été sécurisées (par ex., avec un masque laryngé, une sonde œsophagotrachéale [Combitube] ou une sonde endotrachéale). L'hyperventilation peut aggraver l'issue de l'arrêt cardiaque.[16 à 18] Elle peut diminuer le retour veineux vers le cœur et réduire le débit sanguin pendant les compressions thoraciques.

Fatigue du secouriste

Les secouristes se fatiguent rapidement lorsqu'ils font des compressions thoraciques. La fatigue du secouriste peut avoir comme conséquence des compressions thoraciques pas assez profondes ou trop lentes. La qualité (profondeur et vitesse) des compressions thoraciques peut se dégrader après une ou deux minutes de compressions bien que le secouriste puisse ne pas se sentir fatigué après cinq minutes ou plus.

Lorsque deux ou plusieurs secouristes sont disponibles, ils devraient changer de rôle environ toutes les deux minutes (ou après cinq cycles de compressions et d'insufflations). Vous pouvez normalement changer de rôle de sorte que les compressions soient interrompues pendant moins de cinq secondes.

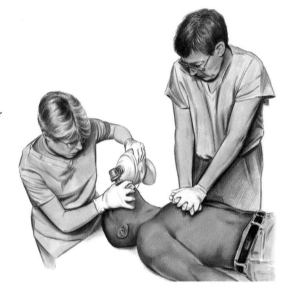

Figure 14. RCR à deux secouristes. Le premier secouriste pratique la ventilation au ballon-masque avec un masque pouvant fournir de l'oxygène d'appoint. Le premier secouriste veille à ce que chaque insufflation provoque un soulèvement du thorax. Le second secouriste fait des compressions thoraciques. Les secouristes devraient changer de rôle après cinq cycles de RCR (environ toutes les deux minutes).

Points à examiner en ce qui concerne les voies respiratoires sécurisées

Fréquence et rapport des compressions et des insufflations pendant la RCR à deux secouristes lorsque les voies respiratoires sont sécurisées et lorsqu'elles ne le sont pas

La fréquence de compression pour la RCR à deux secouristes est d'environ cent compressions par minute. Jusqu'à ce que les voies respiratoires soient sécurisées (par ex., avec un masque laryngé, une sonde œsophagotrachéale [Combitube] ou une sonde endotrachéale), le rapport de compressions à ventilations est :

Adulte	Enfant
30 : 2	15 : 2

Lorsque les voies respiratoires sont sécurisées (par ex., avec un masque laryngé, une sonde œsophagotrachéale [Combitube] ou une sonde endotrachéale) pendant la RCR à deux secouristes chez des victimes de tous âges (nourrisson, enfant, adulte), faites des insufflations à la fréquence d'une insufflation toutes les six à huit secondes (huit à dix insufflations par minute), sans essayer de synchroniser les insufflations entre les compressions. Il ne devrait pas y avoir de pause entre les compressions thoraciques pour donner des insufflations.

Le tableau suivant montre les différences dans les compressions pour des victimes avec et sans voies respiratoires sécurisées (masque laryngé, sonde œsophagotrachéale [Combitube] ou sonde endotrachéale).

Les voies respiratoires n'ont pas été sécurisées.	*Les voies respiratoires ont été sécurisées.*
• Fréquence des compressions : environ 100 par minute	• Fréquence des compressions : environ 100 par minute
• Fréquence des insufflations : deux insufflations suivies de trente compressions	• Fréquence des insufflations : environ une insufflation toutes les six à huit secondes (huit à dix insufflations par minute)
• Faire une pause entre les compressions pour faire deux insufflations. La première expiration survient entre les deux insufflations et la seconde, pendant la première compression thoracique du cycle de RCR suivant.	• Ne pas faire de pause entre les compressions thoraciques pour faire des insufflations.

Questions récapitulatives

1. Le rapport correct de compressions à ventilations pour la RCR à deux secouristes sur un adulte est de _____ compressions pour _____ insufflations.

2. Le rapport correct de compressions à ventilations pour la RCR à deux secouristes sur un enfant est de _____ compressions pour _____ insufflations.

Défibrillateur externe automatisé

Défibrillateur externe automatisé

Aperçu

L'intervalle entre la perte de conscience et la défibrillation est l'un des éléments déterminants les plus importants de la survie à la suite d'un arrêt cardiaque.[19 à 21]

Les défibrillateurs externes automatisés (DEA) sont des dispositifs informatisés et perfectionnés qui sont fiables et simples à faire fonctionner, permettant aux secouristes et aux professionnels de la santé de tenter la défibrillation en toute sécurité.[22]

Objectifs d'apprentissage

À la fin de cette partie, vous pourrez :

- expliquer l'importance de la défibrillation précoce;
- dresser la liste des étapes communes à suivre pour le fonctionnement de tous les DEA;
- démontrer le bon emplacement des électrodes du DEA;
- vous souvenir à quel moment il faut appuyer sur le bouton « Choc » lorsqu'on utilise un DEA;
- expliquer pourquoi nul ne doit toucher à la victime pendant que le DEA analyse le rythme cardiaque ou donne un choc à celle-ci;
- décrire les gestes appropriés à faire lorsque le DEA émet le message « Choc non indiqué » (ou « Choc non conseillé »).

Principes de la défibrillation précoce

La défibrillation précoce est indispensable pour les victimes subissant un arrêt cardiaque soudain, et ce, pour les raisons suivantes :

- Le rythme initial le plus courant que l'on observe dans l'arrêt cardiaque soudain est la fibrillation ventriculaire (FV). Lorsqu'une FV se manifeste, le cœur palpite et ne pompe pas de sang.
- Le traitement le plus efficace contre la FV est la défibrillation électrique (émission d'un choc pour arrêter la FV).
- La probabilité de réussite de la défibrillation décroît rapidement au cours du temps.
- La FV se dégrade en asystolie si elle n'est pas traitée.

Plus la défibrillation est précoce, plus le taux de survie est élevé.[21, 23 à 28] En présence d'une FV, la RCR peut envoyer une petite quantité de sang vers le cœur et le cerveau, mais elle ne peut pas rétablir directement un rythme organisé. Le rétablissement d'un rythme avec perfusion exige la RCR immédiate et la défibrillation dans les quelques minutes qui suivent le premier arrêt cardiaque. La Figure 15 illustre la séquence d'événements[25] qui doivent survenir pour que la réanimation réussisse à la suite d'un arrêt cardiaque.

Sans RCR faite par un intervenant, la probabilité de survie à la suite d'un arrêt cardiaque avec FV décline de 7 % à 10 % par minute sans défibrillation (voir Figure 16).[21, 23] La RCR faite par un intervenant améliore la survie à la suite d'un arrêt cardiaque avec FV à la plupart des intervalles de défibrillation.

La formation DEA augmente le nombre de personnes (secouristes et professionnels de la santé) qui peuvent faire la RCR et tenter la défibrillation, raccourcissant ainsi la durée écoulée entre la perte de conscience et la défibrillation.

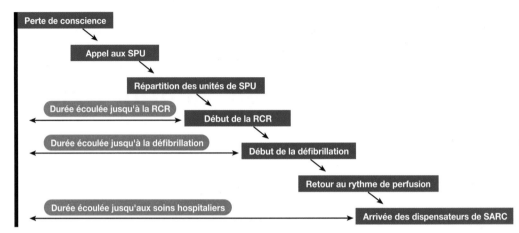

Figure 15. Séquence des événements et intervalles clés qui surviennent avec l'arrêt cardiaque.[25]

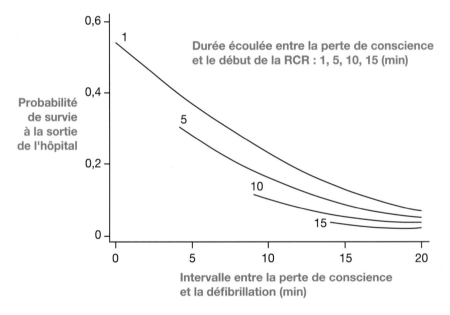

Figure 16. Effet de l'intervalle entre la perte de conscience et la RCR, et de l'intervalle entre la perte de conscience et la défibrillation sur la survie à la sortie de l'hôpital. Les courbes illustrent la probabilité de survie à la sortie de l'hôpital par rapport aux quatre intervalles entre la perte de conscience et le début de la RCR (1, 5, 10 et 15 minutes), et la perte de conscience et la défibrillation (5, 10, 15 et 20 minutes). Pour déterminer la probabilité de survie d'un patient donné, identifiez la courbe indiquant l'intervalle entre la perte de conscience et la RCR, puis identifiez le point de la courbe qui correspond à l'intervalle entre la perte de conscience et la défibrillation (voir l'axe horizontal). La probabilité de survie est alors indiquée sur l'axe vertical. D'après les données du Comté de King, dans l'État de Washington (N = 1 667 arrêts cardiaques par TV ou FV devant témoins),[23] avec des cas supplémentaires signalés à Tucson, en Arizona (N = 205 arrêts cardiaques par TV ou FV devant témoins).[21]

Structure et fonction des DEA

Les DEA sont des dispositifs informatisés que l'on place à l'aide d'électrodes adhésives sur une victime sans pouls. Ils recommandent un choc uniquement si le rythme cardiaque de la victime est tel qu'un choc peut le traiter. Les DEA donnent aux secouristes des messages visuels et vocaux pour les guider dans l'accomplissement des gestes de réanimation.

Le terme *automatisé* signifie en fait *semi-automatique*, car la plupart des DEA vendus sur le marché « conseillent » au secouriste de donner un choc mais sans le déclencher; le secouriste doit donc faire un geste (c.-à-d. qu'il doit appuyer sur le bouton « CHOC »).

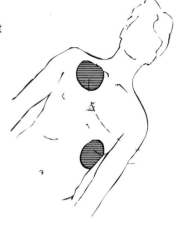

Un petit nombre de DEA entièrement automatiques sont désormais en usage. Si un défibrillateur totalement automatique détecte un rythme susceptible d'être traité par un choc, il déclenche le choc sans l'intervention du secouriste.

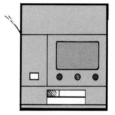

Des électrodes adhésives sont fixées sur le patient et relient ce dernier au DEA. La plupart des DEA fonctionnent de la même façon et sont dotés de composants semblables (Figure 17). Les parties suivantes présentent les éléments fonctionnels courants des DEA et leur mode de fonctionnement ainsi que des renseignements pour leur dépannage.

Figure 17. Schéma d'un DEA raccordé à un patient.

Choc déconseillé ou choc manqué

Plusieurs facteurs peuvent influencer l'analyse du DEA :

- les mouvements du patient (par ex., gasps ou respiration agonale);
- la remise en position du patient.

Les DEA sont des appareils extrêmement sécuritaires, surtout lorsqu'on les utilise convenablement.

Fonctionnement d'un DEA

On n'utilise les DEA que si la victime manifeste les trois signes cliniques suivants :

- aucune réaction;
- aucune respiration;
- aucun pouls.

Le patient en état d'arrêt cardiaque peut faire des gasps. Les gasps *ne* sont *pas* des signes de respiration réelle. Une personne qui fait des gasps, qui n'a pas de réaction et qui n'a aucun pouls est en état d'arrêt cardiaque. Il faut se rappeler que la respiration agonale n'est pas une respiration réelle.

Le DEA universel : étapes communes au fonctionnement de tous les DEA

Dès que le DEA arrive, il faut le placer à côté de la victime, près du secouriste qui va le faire fonctionner. Cette position assure l'accès immédiat aux commandes du DEA et facilite la mise en place des électrodes. Cela permet aussi à un second secouriste de faire la RCR à partir du côté opposé de la victime, sans nuire au fonctionnement du DEA.

Il existe plusieurs modèles de DEA disponibles sur le marché. De petites différences existent d'un modèle à l'autre, mais tous les DEA fonctionnent essentiellement de la même façon. Le tableau suivant dresse la liste des quatre étapes universelles du fonctionnement des DEA.

Étape	Intervention
1	**MISE SOUS TENSION du DEA** (cela déclenche les messages vocaux qui guideront le secouriste pendant les étapes suivantes). • Ouvrez la mallette ou la partie supérieure du DEA. • Mettez l'appareil sous tension (certains appareils se mettent sous tension automatiquement lorsqu'on ouvre la mallette ou soulève le couvercle).

2	**FIXEZ** les électrodes sur le thorax dénudé de la victime.
	
	• Choisissez des électrodes appropriées (pour adulte ou pour enfant), selon la taille ou l'âge de la victime. Utilisez des électrodes ou un appareil pour enfant si la victime à réanimer a moins de huit ans et si un tel appareil est disponible. **Ne pas utiliser d'électrodes pour enfant ni d'appareil pour enfant si la victime a huit ans ou plus.**
	• Pelez la pellicule de protection pour l'enlever des électrodes.
	• Essuyez rapidement le thorax de la victime s'il est couvert d'eau ou de sueur.
	• Fixez les électrodes adhésives sur le thorax dénudé de la victime.
	
	  — Placez une électrode en haut sur le côté droit du thorax nu, à droite du sternum, directement sous la clavicule.
	  — Placez l'autre électrode à gauche du mamelon, à plusieurs centimètres sous l'aisselle gauche (Figure 18).
	
	• Branchez les câbles de connexion du DEA au boîtier du DEA (certains sont préalablement connectés).

3	« Éloignez-vous » de la victime et **ANALYSEZ** le rythme. • Il faut toujours s'écarter de la victime pendant l'analyse. Il faut vérifier que personne ne touche à la victime, y compris le secouriste qui fait les insufflations. • Certains DEA invitent vocalement le secouriste à appuyer sur le bouton pour permettre au DEA de commencer l'analyse du rythme cardiaque; d'autres y procèdent automatiquement. Le DEA peut prendre de cinq à quinze secondes pour faire l'analyse. • Le DEA vous avertit ensuite si un choc est nécessaire.

4	**Si le DEA conseille un choc, il vous dira de vous éloigner de la victime.**
	
	• Éloignez-vous de la victime avant de donner le choc : vérifiez que personne ne touche à la victime afin d'éviter toute blessure aux secouristes.
	
	  — Annoncez d'une voix forte un message de s'éloigner du patient, par des expressions telles que : « Je me suis éloigné, vous vous êtes éloignés, tout le monde s'est éloigné » ou simplement « Éloignez-vous! ».
	  — Faites une inspection visuelle pour vérifier que personne n'est en contact avec la victime.
	
	• Appuyez sur le bouton « **CHOC** ».
	• Le choc provoque une contraction soudaine des muscles de la victime.

5	Dès que le DEA a donné le choc, commencez la RCR en faisant des compressions thoraciques.
6	Après deux minutes de RCR, le DEA vous invitera à recommencer les étapes 3 et 4.

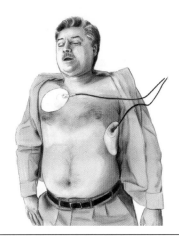

Figure 18. Mise en place
des électrodes du DEA sur la victime.

Utilisation d'un DEA sur un enfant

Dans une situation d'arrêt cardiaque chez un enfant, en milieu non hospitalier et sans témoin, faites cinq cycles ou deux minutes de RCR avant d'utiliser et de fixer le DEA.

Pour tout arrêt cardiaque chez un enfant en milieu hospitalier ou pour tout état d'inconscience soudain d'un enfant en milieu non hospitalier, utilisez un DEA dès qu'il y en a un de disponible.

Consultez la prochaine partie pour de plus amples renseignements concernant les électrodes et les systèmes de DEA pour enfant.

Choix des électrodes de DEA ou d'un système de DEA pour enfant

Certains systèmes de DEA ont été conçus pour émettre des chocs avec des niveaux d'énergie pour adulte et pour enfant. Si vous utilisez un DEA sur un enfant et si le DEA peut émettre un choc avec un niveau d'énergie pour enfant, suivez le mode d'emploi du DEA pour choisir le niveau d'énergie du choc le plus faible (enfant). Vous devrez peut-être tourner une clé ou un commutateur pour enfant ou utiliser des électrodes pour enfant, ou les deux, afin de réduire le niveau d'énergie du choc. Vous devez vous assurer de ne pas donner de choc avec le niveau d'énergie pour enfant à des victimes âgées de plus de huit ans, car la dose plus faible pourrait ne pas être efficace sur une personne plus grande ou plus âgée. Vous devez être familier avec votre DEA.

Si vous utilisez un DEA sur un enfant âgé d'un à huit ans et si le DEA n'a pas d'électrodes pour enfant ni de clé ou de commutateur pour enfant, vous devez utiliser des électrodes pour adulte et donner un choc au niveau d'énergie pour adulte.

Si un DEA a une option d'électrodes pour enfant ou une clé ou un commutateur pour enfant permettant d'émettre le niveau d'énergie pour enfant, il est important de choisir les électrodes et le réglage corrects pour la victime.

Victimes âgées de huit ans ou plus	Victimes âgées d'un à huit ans
• Utilisez uniquement des électrodes pour adulte (n'utilisez PAS d'électrodes pour enfant ni de clé ou de commutateur pour enfant si la victime est âgée de huit ans ou plus).	• Utilisez des électrodes pour enfant si elles sont disponibles. Si vous ne disposez pas d'électrodes pour enfant, vous pouvez utiliser des électrodes pour adulte à condition que celles-ci ne se touchent pas. • Si le DEA a une clé ou un commutateur qui délivre le niveau d'énergie correct pour un choc sur un enfant, tournez la clé ou le commutateur.

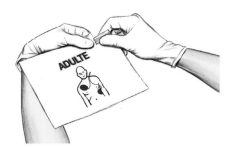

Figure 19. Enveloppe avec électrodes pour adulte.

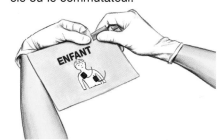

Figure 20. Enveloppe avec électrodes pour enfant.

Résultats et interventions à entreprendre après un choc

Les parties suivantes expliquent les résultats et les interventions à entreprendre après qu'un choc a été donné.

Message « Choc conseillé » : FV récidivante

Suivez les étapes ci-dessous après avoir donné un choc à la victime :

Étape	Intervention
1	Reprenez la RCR immédiatement, en commençant par des compressions thoraciques. **Ne** retardez **pas** la RCR pour vérifier le pouls de la victime, même si le rythme affiché semble « normal ».
2	Après cinq cycles (environ deux minutes) de RCR, permettez au DEA d'analyser le rythme cardiaque. Si un choc n'est pas conseillé, reprenez la RCR (en commençant par des compressions thoraciques) pendant cinq cycles supplémentaires (environ deux minutes).
3	Continuez jusqu'à ce que les dispensateurs de Soins avancés prennent la relève ou jusqu'à ce que la victime commence à bouger. Les dispensateurs de Soins avancés indiqueront le moment propice pour vérifier le pouls ou donner d'autres traitements.

Message « Choc non conseillé » : Absence de pouls et de respiration

Si le DEA ne détecte pas un rythme qui nécessite un choc, il vous invite à reprendre la RCR, en commençant par des compressions thoraciques. **Ne vérifiez pas à nouveau s'il y a un pouls.** Le DEA peut vous inviter à vous écarter de la victime pour permettre une analyse du rythme environ deux minutes plus tard. Suivez les messages vocaux du DEA. **Continuez jusqu'à ce que les dispensateurs de soins prennent la relève ou jusqu'à ce que la victime commence à bouger. Les dispensateurs de Soins avancés indiqueront le moment propice pour vérifier le pouls ou donner d'autres traitements.**

Attention : Déplacement de la victime

Vous pouvez laisser le DEA en place sur la victime pendant le transport de cette dernière sur une civière ou dans une ambulance. N'appuyez jamais sur le bouton « ANALYSE » pendant le transport de la victime. Étant donné qu'un mouvement pourrait entraver l'analyse du rythme et que des artéfacts peuvent simuler une FV, le secouriste doit immobiliser la civière ou le véhicule et refaire l'analyse.

Intégration de la RCR et de l'emploi du DEA

Lorsqu'ils arrivent sur les lieux d'un arrêt cardiaque soupçonné, les secouristes doivent rapidement intégrer la RCR et l'emploi du DEA. La plupart du temps, deux secouristes ou plus se trouvent sur les lieux. Dans ce cas, les secouristes peuvent entreprendre ces interventions simultanément :

- Appeler les services préhospitaliers d'urgence et se procurer un DEA.
- Faire la RCR.
- Utiliser le DEA.

Secouriste qui agit seul avec un DEA

Dans certaines situations, un secouriste agissant seul et ayant immédiatement accès à un DEA peut intervenir en présence d'un arrêt cardiaque. Le secouriste qui agit seul doit rapidement appeler les services préhospitaliers d'urgence et se procurer un DEA. Le secouriste doit ensuite retourner auprès de la victime et commencer les étapes de la RCR. Le DEA doit être utilisé uniquement si la personne n'a pas de réactions, ne respire pas et n'a pas de pouls.

Il existe deux exceptions à cette règle :

- Si la personne est un adulte et, selon toute probabilité, victime d'un arrêt cardiaque par asphyxie (par ex., noyade), le secouriste doit faire cinq cycles de RCR (environ deux minutes) avant d'appeler les services préhospitaliers d'urgence et de se procurer un DEA.
- Si la personne est un enfant et si le secouriste n'a pas été témoin de l'arrêt cardiaque, ce dernier doit faire cinq cycles de RCR (environ deux minutes) avant d'appeler les services préhospitaliers d'urgence et de se procurer un DEA.

Secouristes des services préhospitaliers d'urgence (SPU) et DEA

Les secouristes des SPU peuvent faire cinq cycles de RCR avant d'utiliser un DEA s'ils n'ont pas été témoins de l'arrêt cardiaque et si la durée entre l'appel et l'arrivée sur les lieux est supérieure à quatre ou cinq minutes.

L'effet de la RCR avant la défibrillation, en cas d'arrêt cardiaque soudain par FV prolongée, a été largement positif. Lorsque les SPU arrivent plus de quatre à cinq minutes après l'appel, une courte durée de RCR (1,5 à 3 minutes) avant la défibrillation a amélioré le retour de la circulation spontanée et le taux de survie chez des adultes avec FV ou tachycardie ventriculaire (TV) en milieu non hospitalier.[29, 30]

Les professionnels de la santé dans les établissements de soins qui ont des DEA ou défibrillateurs disponibles sur place devraient faire la RCR jusqu'à ce qu'un DEA arrive. Ils devraient utiliser le DEA dès qu'il est disponible.

Situations particulières

Les cinq situations particulières suivantes peuvent nécessiter qu'un secouriste prenne des mesures supplémentaires lors de l'utilisation d'un DEA :

- La victime est âgée de moins d'un an.
- La victime a un thorax poilu.
- La victime est immergée dans l'eau ou de l'eau recouvre son thorax.
- La victime a un défibrillateur ou un stimulateur cardiaque implanté.
- La victime a un timbre médicamenteux transdermique ou un autre objet sur la peau à l'endroit où les électrodes du DEA devraient être mises en place.

Nourrissons âgés de moins d'un an

Nous n'avons pas actuellement de preuves suffisantes pour recommander ou déconseiller l'usage des DEA sur les nourrissons âgés de moins d'un an.[31]

Thorax poilu

Si un adolescent ou un adulte a un thorax poilu, les électrodes du DEA peuvent coller aux poils et risquent ainsi de ne pas adhérer à la peau sur la poitrine. Si cela se produit, le DEA ne pourra pas analyser le rythme cardiaque de la victime. Le DEA émettra alors un message avertissant de « *vérifier les électrodes* » ou de « *vérifier les électrodes adhésives* ».

Étape	Intervention
1	Si les électrodes collent aux poils au lieu de coller à la peau, appuyez fermement sur chaque électrode.
2	Si le DEA continue de vous inviter à « vérifier les électrodes » ou à « vérifier les électrodes adhésives », tirez rapidement sur les électrodes. Cela arrachera une bonne quantité de poils.
3	S'il reste encore beaucoup de poils aux endroits où il faut placer les électrodes, rasez la surface avec le rasoir inclus dans la mallette du DEA.
4	Placez un nouveau jeu d'électrodes. Suivez les messages vocaux du DEA.

Eau	L'eau est un bon conducteur de l'électricité. N'utilisez pas un DEA dans l'eau. Si la victime se trouve dans l'eau, tirez-la hors de l'eau. Si le thorax de la victime est recouvert d'eau, l'eau pourrait conduire l'électricité du choc à travers la peau de son thorax. Cela empêcherait de donner un niveau d'énergie adéquat au cœur pendant le choc.

Si de l'eau recouvre le thorax de la victime, essuyez-le avant d'installer les électrodes. Si la victime est allongée dans la neige ou dans une petite mare, vous pouvez utiliser le DEA. Si le thorax est couvert d'eau, essuyez-le d'abord rapidement. |
| *Défibrillateurs et stimulateurs cardiaques implantés* | Les personnes qui sont à risque élevé d'arrêt cardiaque soudain peuvent avoir un défibrillateur ou un stimulateur cardiaque implanté qui donne directement des chocs au myocarde. Vous pouvez immédiatement détecter ces dispositifs, car ils produisent une bosse dure sous la peau de l'abdomen ou de la partie supérieure du thorax. La bosse a une dimension égale à environ la moitié de celle d'un jeu de cartes, avec une petite cicatrice sur la peau qui la couvre. Si vous placez une électrode de DEA immédiatement sur un dispositif médical implanté, ce dernier pourrait bloquer l'énergie du choc vers le cœur.

Si vous détectez un défibrillateur ou un stimulateur cardiaque implanté :

- placez l'électrode du DEA au moins à 2,5 cm (un pouce) du dispositif implanté;
- suivez les étapes de la procédure normale pour faire fonctionner un DEA.

De temps à autre, les cycles d'analyse et de choc des défibrillateurs implantés et des DEA pourront entrer en conflit.[32] Si le défibrillateur implanté donne des chocs au patient (les muscles du patient se contractent de la même façon que celle observée après un choc avec un DEA), laissez passer 30 à 60 secondes pour que le défibrillateur implanté termine son cycle de traitement avant de donner un choc avec le DEA. |
| *Timbres médicamenteux transdermiques* | Ne mettez pas en place d'électrode de DEA directement sur un timbre médicamenteux (par ex., un timbre de nitroglycérine, de nicotine, d'analgésique, d'hormonothérapie ou de médicament antihypertensif). Le timbre médicamenteux pourrait bloquer la transmission de l'énergie entre l'électrode et le cœur et causer de petites brûlures de la peau.[33]

Pour éviter que le timbre médicamenteux ne bloque la transmission de l'énergie, retirez le timbre et essuyez la surface de la peau avant de mettre l'électrode du DEA. |

DEA entièrement automatisés

Certains DEA sont entièrement automatisés. Avec un DEA entièrement automatisé, vous n'aurez probablement pas besoin d'appuyer sur un bouton pour qu'il analyse le rythme ou donne un choc à la victime.

Questions récapitulatives	1. Vrai ou faux : Vous pouvez utiliser des électrodes de DEA pour adulte sur un enfant s'il n'y a pas d'électrodes pour enfant disponibles.

2. Parmi les énoncés suivants, lequel décrit le mieux : « Éloignez-vous de la victime »?

    A. Retirer les électrodes du thorax de la victime.
    B. Vérifier que personne ne touche à la victime.
    C. Déplacer la victime dans une salle dégagée. |

Séquence de la RCR à deux secouristes avec un DEA

Suivez ces étapes prévues pour les secouristes qui ont un DEA :

Étape	Intervention
1	**Vérification de l'état de conscience** : si la victime ne réagit pas : • Le premier secouriste reste auprès de la victime et pratique la RCR jusqu'à ce que le DEA arrive. • Le second secouriste appelle les services préhospitaliers d'urgence et se procure un DEA. (L'un ou l'autre des secouristes peut faire fonctionner le DEA dès que ce dernier arrive.)
2	**Dégagement des voies respiratoires** : bascule de la tête avec soulèvement du menton.
3	**Vérification de la respiration** : faites des insufflations si nécessaire : • Observez, écoutez et sentez pour détecter la respiration. • Si la victime ne respire pas, faites deux insufflations avec un dispositif de protection approprié.
4	**Vérification du pouls** : si aucun pouls certain n'est détecté dans les cinq à dix secondes : • Faites des compressions thoraciques et préparez la mise en place du DEA : — Le premier secouriste commence les compressions thoraciques pendant que le second met en place le DEA pour l'utiliser. — Enlevez ou déplacez les vêtements couvrant le thorax de la victime pour permettre aux secouristes de faire des compressions thoraciques et d'appliquer les électrodes du DEA.
5	**Essai de défibrillation avec le DEA** : • Quand le DEA arrive, placez-le à côté de la victime, près du secouriste qui le fera fonctionner. Le DEA est normalement mis en place du côté de la victime opposé au secouriste qui fait la RCR (Figure 21). Il y a deux exceptions à ce principe : • Pour un enfant qui subit un arrêt cardiaque sans témoin en milieu non hospitalier, faire cinq cycles (ou environ deux minutes) de RCR avant de mettre en place et d'utiliser le DEA. • Pour un adulte qui subit un arrêt cardiaque sans témoin en milieu non hospitalier et lorsque la durée écoulée entre l'appel d'urgence et l'arrivée des SPU est supérieure à quatre ou cinq minutes, le personnel SPU peut faire cinq cycles (ou environ deux minutes) de RCR avant de mettre en place et d'utiliser le DEA.
6	• Mettez le DEA **SOUS TENSION** (Figure 22) et suivez les messages vocaux. Certains appareils se mettent sous tension lorsqu'on soulève le couvercle ou ouvre la mallette du DEA. • **METTEZ EN PLACE** le DEA : — Choisissez les bonnes électrodes en fonction de la taille et de l'âge de la victime (adulte ou enfant) et tournez la clé ou le commutateur pour donner un choc avec le niveau d'énergie approprié pour un enfant, le cas échéant. — Pelez la pellicule protectrice des électrodes pour l'enlever. — FIXEZ les électrodes adhésives sur la peau dénudée du thorax de la victime (Figure 23). — Raccordez le câble des électrodes au DEA (s'il n'est pas déjà connecté). • Permettez au DEA d'**ANALYSER** le rythme de la victime (éloignez-vous d'elle avant l'analyse) (Figure 24). • Envoyez un **CHOC** si cela est nécessaire (éloignez-vous de la victime avant le choc) (Figure 25). • S'il n'est pas conseillé de donner un choc, **reprenez la RCR** en commençant par les compressions thoraciques. (Figure 26).

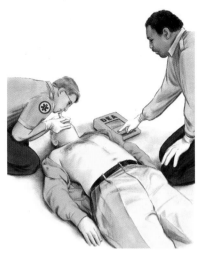

Figure 21. Le second secouriste place le DEA à côté de la victime.

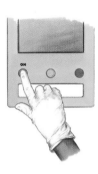

Figure 22. Le secouriste met le DEA sous tension.

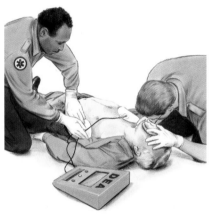

Figure 23. L'un des secouristes fixe les électrodes sur la victime, puis connecte les électrodes au DEA.

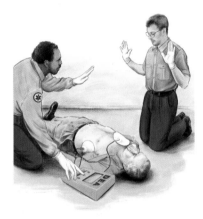

Figure 24. Le secouriste demande à toutes les personnes présentes de s'éloigner de la victime avant l'analyse du rythme.

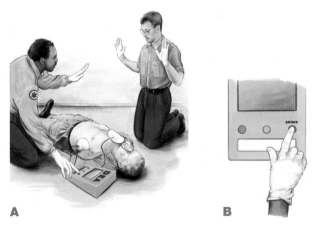

A B

Figure 25. A. Le secouriste qui fait fonctionner le DEA demande à toutes les personnes présentes de s'éloigner de la victime avant d'envoyer un choc. **B.** Quand tout le monde s'est éloigné de la victime, le secouriste appuie sur le bouton « CHOC ».

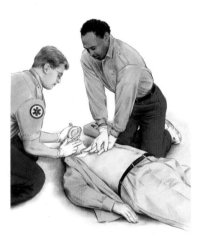

Figure 26. Ils commencent la RCR en débutant par des compressions thoraciques.

Cours des SIR pour les professionnels de la santé

Feuille d'exercices pratiques pour la RCR à deux secouristes pour les adultes et pour l'utilisation du DEA

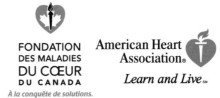

FONDATION
DES MALADIES
DU CŒUR
DU CANADA
À la conquête de solutions.

American Heart
Association®
*Learn and Live*sm

Lignes directrices pour l'exécution des techniques

Vérifiez l'état de conscience.
- Si la victime ne réagit pas, envoyez quelqu'un pour appeler les services préhospitaliers d'urgence et obtenir un DEA.

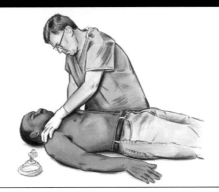

Dégagez les voies respiratoires.
- Basculez la tête et soulevez le menton.

Vérifiez si la victime respire bien (prenez au moins cinq secondes, mais pas plus de dix secondes, pour faire cette vérification).
- Observez, écoutez et sentez.

Si la victime ne respire pas bien, faites deux insufflations.
- Provoquez un soulèvement du thorax.

Vérifiez le pouls.
- Prenez au moins cinq secondes, mais pas plus de dix secondes, pour faire cette vérification.

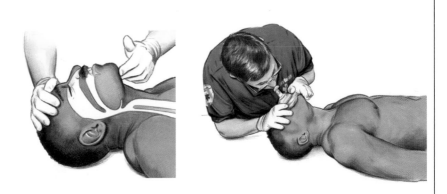

Dégagez les voies respiratoires. Faites deux insufflations.

Si aucun pouls, commencez des cycles de trente compressions suivies de deux insufflations :
- Trente compressions (poussez fort et vite)
- Fréquence de 100 par minute
- Deux insufflations
  Le DEA arrive après deux cycles de RCR.

Minimisez les interruptions pendant les compressions thoraciques; essayez de limiter les interruptions à une durée inférieure à dix secondes.

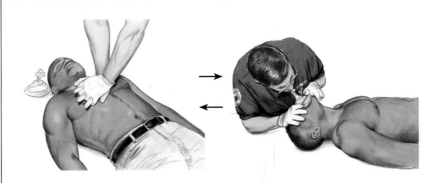

30   2

Placez le DEA près de la victime et suivez les commandes :

• Mettez le DEA sous tension.	
• Mettez les électrodes pour *adulte* (n'utilisez PAS des électrodes pour enfant ni la clé ou le commutateur pour enfant).	
• Assurez-vous que personne ne touche à la victime et permettez au DEA de vérifier le rythme cardiaque (ou appuyez sur le bouton « ANALYSE », le cas échéant).	
• Assurez-vous que personne ne touche à la victime et donnez un choc (suivez les messages vocaux du DEA). • Commencez la RCR (en débutant par des compressions thoraciques) immédiatement après l'émission du choc.	

La durée écoulée entre l'arrivée du DEA et le premier choc doit être inférieure à 90 secondes.

Cours des SIR pour les professionnels de la santé

Feuille d'exercices pratiques pour la RCR à deux secouristes pour les enfants et pour l'utilisation du DEA

FONDATION
DES MALADIES
DU CŒUR
DU CANADA
À la conquête de solutions.

American Heart
Association®
*Learn and Live*sm

Lignes directrices pour l'exécution des techniques	
Vérifiez l'état de conscience. • Si aucune réaction, demandez à quelqu'un d'appeler les services préhospitaliers d'urgence et d'obtenir un DEA.	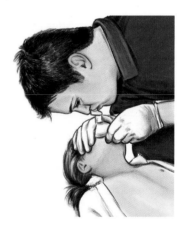

Dégagez les voies respiratoires.
• Basculez la tête et soulevez le menton.

Vérifiez si la victime respire (prenez au moins cinq secondes, mais pas plus de dix secondes pour cela).
• Observez, écoutez et sentez.

Si aucune respiration, faites deux insufflations.
• Provoquez le soulèvement du thorax (vous devrez peut-être essayer quelques fois pour faire au total deux insufflations qui provoquent le soulèvement du thorax).

Vérifiez le pouls.
• Prenez au moins cinq secondes, mais pas plus de dix secondes, pour faire cette vérification.

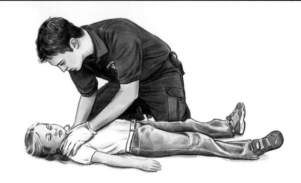

Dégagez les voies respiratoires, vérifiez la respiration.   Faites deux insufflations.

Si aucun pouls ou si la fréquence cardiaque est inférieure à soixante battements par minute avec des signes de mauvaise perfusion, commencez des cycles de quinze compressions suivies de deux insufflations :
• Quinze compressions (poussez fort et vite)
• Fréquence de 100 par minute
• Deux insufflations

Minimisez les interruptions pendant les compressions thoraciques; essayez de limiter les interruptions à une durée inférieure à dix secondes.

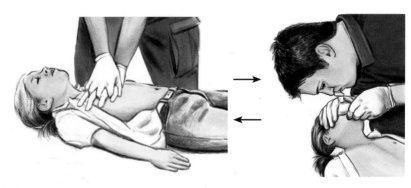

15   **2**

Après cinq cycles ou environ deux minutes de RCR, utilisez le DEA.

Placez le DEA près de la victime et suivez les commandes :

• Mettez le DEA sous tension.	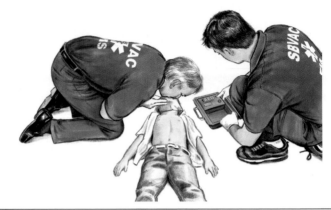
• Fixez les électrodes pour *enfant* si de telles électrodes sont disponibles; utilisez la clé ou le commutateur pour enfant, le cas échéant. • Utilisez des électrodes pour adulte s'il n'y a pas d'électrodes pour enfant.	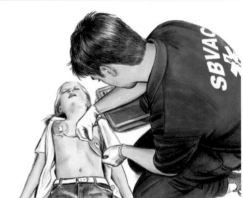
• Assurez-vous que personne ne touche à la victime et permettez au DEA de vérifier le rythme cardiaque (ou appuyez sur le bouton « ANALYSE », le cas échéant).	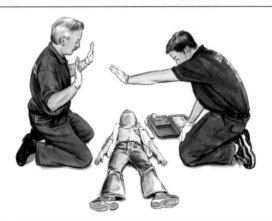
• Assurez-vous que personne ne touche à la victime et donnez un choc (suivez les messages vocaux du DEA). • Commencez la RCR (en débutant par des compressions thoraciques) immédiatement après l'émission du choc.	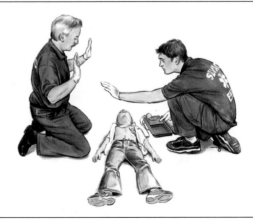

Partie

RCR pour les nourrissons

Éléments de base de la RCR pour les nourrissons

Aperçu

Cette partie traite de la RCR pour les nourrissons.

Objectifs d'apprentissage

À la fin de cette partie, vous pourrez :

- vous rappeler les étapes de base de la RCR pour les nourrissons;
- faire une démonstration des étapes de base de la RCR pour les nourrissons.

SIR pour les nourrissons : l'ABC de la RCR

Aux fins de la séquence sur les SIR décrite ci-dessous (Figure 27), le terme « nourrisson » comprend la période néonatale hors de la salle d'accouchement jusqu'à l'âge d'un an (douze mois). En ce qui concerne les SIR pour les enfants d'un an et plus, voir la partie « RCR pour enfants ».

La séquence des SIR pour les nourrissons est :

Voies respiratoires

Respiration

Circulation

Mais nous allons commencer par des compressions thoraciques. Plus tard, nous vous enseignerons comment ces techniques s'intègrent dans le bon ordre pour la RCR.

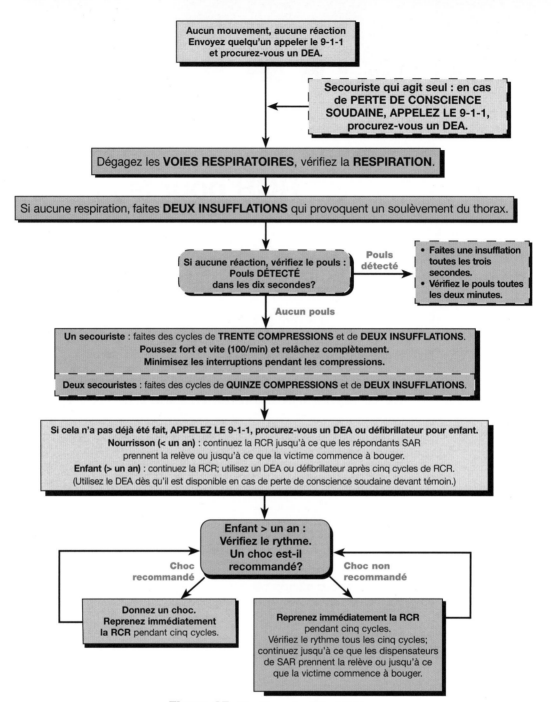

Figure 27. Algorithme des SIR pédiatrique.

Compressions thoraciques

Technique des compressions thoraciques

Suivez les étapes ci-dessous pour faire des compressions thoraciques sur un nourrisson :

Étape	Intervention
1	Mettez le nourrisson sur une surface solide et plane.
2	Déplacez ou ôtez les vêtements couvrant le thorax du nourrisson.
3	Tracez une ligne imaginaire entre les mamelons. Placez deux doigts sur le sternum[34 à 37] juste en dessous de cette ligne (Figure 28). Cela vous permettra de faire des compressions sur la moitié inférieure du sternum. N'appuyez pas sur l'appendice xyphoïde.[38]
4	Pour faire des compressions thoraciques, exercez une pression sur le sternum du nourrisson d'un tiers à la moitié environ de la *profondeur* du thorax.
5	Relâchez complètement la pression sur le sternum après chaque compression et laissez au thorax le temps de reprendre sa position de repos ou son expansion.
6	Faites les compressions régulièrement, à la fréquence de 100 par minute.

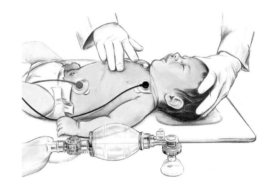

Figure 28. Technique de compression thoracique à deux doigts pour un nourrisson.

Retour du thorax en position de repos

Assurez-vous que vous laissez au thorax le temps de reprendre sa position de repos ou son expansion après chaque compression. L'expansion totale du thorax permet au cœur de se remplir de sang et est nécessaire pour que les compressions thoraciques soient efficaces. L'expansion incomplète du thorax réduit le débit sanguin créé par les compressions thoraciques.

Dégagement des voies respiratoires et insufflations

Exécuter la technique de bascule de la tête avec soulèvement du menton

La langue est ce qui cause le plus souvent une obstruction des voies respiratoires chez un nourrisson ou un enfant inconscient (Figure 29A).[39 à 42] Dès que vous remarquez que le nourrisson ne réagit pas, dégagez les voies respiratoires en inclinant la tête et soulevant le menton pour lever et déplacer la langue de l'arrière de la gorge (Figure 29B).[43]

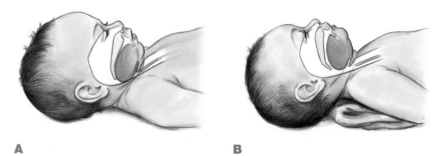

A   B

Figure 29. Dégagez l'obstruction des voies respiratoires en changeant la position de la victime. **A.** Chez un nourrisson inconscient couché sur le dos, le cou risque de se fléchir si l'occiput repose sur la surface plane. La langue retombe vers l'arrière dans la gorge, obstruant ainsi les voies respiratoires. **B.** Dégagez les voies respiratoires en positionnant le nourrisson de façon à ce que le cou soit en position neutre avec le canal de l'oreille externe à la même hauteur que le dessus (avant) de son épaule.

Suivez les étapes ci-dessous pour faire la technique de bascule de la tête avec soulèvement du menton :

Étape	Intervention
1	Placez une main sur le front de la victime et poussez avec la paume pour faire basculer la tête en arrière.
2	Placez les doigts de l'autre main sous la partie osseuse de la mâchoire inférieure, près du menton.
3	Soulevez la mâchoire pour amener le menton vers l'avant (Figure 30). La tête est en position neutre ou de reniflement.

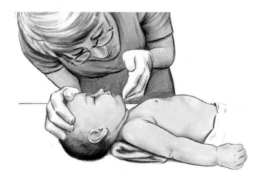

Figure 30. Technique de bascule de la tête avec soulèvement du menton.

Attention : Ce qu'il faut éviter de faire avec la technique de bascule de la tête avec soulèvement du menton	• Ne pas appuyer profondément sur les tissus mous, sous le menton, car cela pourrait bloquer les voies respiratoires. • Ne pas utiliser le pouce pour soulever le menton. • Ne pas fermer complètement la bouche de la victime (à moins que la technique de choix pour faire des insufflations à cette personne soit le bouche-à-nez).

Importance des insufflations chez les nourrissons et les enfants

Les nourrissons et les enfants ayant subi un arrêt cardiaque souffrent souvent d'une maladie respiratoire qui réduit la quantité d'oxygène dans les poumons, ce qui provoque l'arrêt. Du fait de cette réduction en oxygène, les compressions thoraciques n'apportent pas chez les enfants un sang riche en oxygène comme c'est le cas chez les adultes. Il est donc très important que les insufflations données aux nourrissons et aux enfants pendant la RCR soient efficaces (des insufflations qui provoquent un soulèvement du thorax).

Insufflations bouche-à-bouche-et-nez et bouche-à-bouche

Le tableau ci-dessous montre différentes techniques utilisées pour donner des insufflations aux nourrissons :

Technique d'insufflation	Interventions
Bouche-à-bouche-et-nez (méthode préférée)	• Maintenez la bascule de la tête avec soulèvement du menton pour que les voies respiratoires restent dégagées. • Placez votre bouche sur la bouche et le nez du nourrisson afin d'obtenir un joint étanche à l'air (Figure 31). • Soufflez dans le nez et la bouche du nourrisson (en faisant une pause pour inhaler entre les insufflations) de façon à provoquer un soulèvement du thorax avec chaque insufflation. • Si le thorax ne se soulève pas, recommencez la technique de bascule de la tête avec soulèvement du menton afin d'ouvrir à nouveau les voies respiratoires et essayez ensuite de donner une insufflation qui fera soulever le thorax. Vous devez donner deux insufflations qui provoqueront un soulèvement du thorax. Vous devrez peut-être essayer quelques fois.
Bouche-à-bouche (utilisez cette méthode si vous ne parvenez pas à couvrir le nez et la bouche avec votre bouche).	• Maintenez la bascule de la tête avec soulèvement du menton pour que les voies respiratoires restent dégagées. • Pincez fermement le nez de la victime entre le pouce et l'index. • Formez un joint bouche-à-bouche. • Soufflez dans la bouche du nourrisson (en faisant une pause pour inhaler entre les insufflations) de façon à provoquer un soulèvement du thorax avec chaque insufflation. • Si le thorax ne se soulève pas, recommencez la technique de bascule de la tête avec soulèvement du menton afin d'ouvrir à nouveau les voies respiratoires et essayez ensuite de donner une insufflation qui fera soulever le thorax. Vous devez donner deux insufflations qui provoqueront un soulèvement du thorax. Vous devrez peut-être essayer quelques fois.

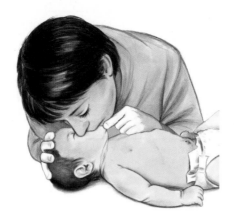

Figure 31. Respiration bouche-à-bouche-et-nez pour un nourrisson.

Insufflation avec dispositifs de protection Utilisez les dispositifs de protection de la même façon que vous le feriez pour les adultes.

Rapport de compressions à insufflations

Un secouriste qui agit seul doit utiliser le rapport de compressions à insufflations universel de trente compressions pour deux insufflations lorsqu'il fait la RCR, quel que soit l'âge de la victime. Deux secouristes doivent utiliser un rapport de compressions à insufflations de quinze compressions pour deux insufflations lorsqu'ils font la RCR à des enfants et à des nourrissons.

Le secouriste qui agit seul doit s'efforcer de faire des insufflations efficaces. Cela réduira les interruptions au minimum pendant les compressions thoraciques. Lorsque vous faites des compressions thoraciques, il est important d'appuyer à une profondeur suffisante et à la fréquence d'environ 100 compressions par minute. Il faut aussi permettre au thorax de revenir complètement à sa position de repos.

Séquence de la RCR à un secouriste pour les nourrissons

Séquence de la RCR à un secouriste pour les nourrissons Suivez les étapes ci-dessous pour faire la RCR à un secouriste sur les nourrissons :

Étape	Intervention
1	Vérifiez l'état de conscience de la victime. Si aucune réaction, criez pour appeler de l'aide.
2	Si quelqu'un répond, demandez à cette personne d'appeler les services préhospitaliers d'urgence.
3	Dégagez les voies respiratoires de la victime.
4	Vérifiez la respiration de la victime (pendant au moins cinq secondes, mais pas plus de dix secondes).
5	Si aucune respiration, faites deux insufflations.
6	Vérifiez le pouls de la victime (pendant au moins cinq secondes, mais pas plus de dix secondes).
7	Si aucun pouls ou si la fréquence cardiaque est inférieure à 60 battements par minute avec des signes de mauvaise perfusion, faites des cycles de compressions et d'insufflations (rapport 30 : 2).
8	Après cinq cycles, appelez les services préhospitaliers d'urgence, si ce n'est déjà fait.

Étape 1 : Évaluation

Le secouriste qui arrive à côté du nourrisson doit rapidement s'assurer que le lieu est sécuritaire. Le secouriste doit ensuite vérifier l'état de conscience du nourrisson :

Étape	Intervention
1	Assurez-vous d'abord que les lieux sont sécuritaires pour vous et pour le nourrisson. Vous ne voulez pas devenir vous-même une victime. (Voir la partie 9, « Sécurité de la victime et du secouriste ».)
2	Tapez sur le pied de la victime et criez « Est-ce que ça va? » (Figure 32).
3	Si aucune réaction, criez pour appeler de l'aide. Si quelqu'un répond, demandez à cette personne d'appeler les services préhospitaliers d'urgence. Vous commencerez alors les étapes de la RCR.

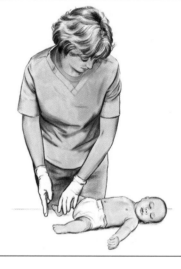

Figure 32. Vérifiez si la victime est consciente et demandez à quelqu'un d'appeler les services préhospitaliers d'urgence. Tapez sur le pied du nourrisson et criez « Est-ce que ça va? ». Si le nourrisson ne réagit pas, demandez à quelqu'un d'appeler les services préhospitaliers d'urgence tandis que vous commencez les étapes de la RCR.

Étape 2 : Dégagez les voies respiratoires

Dégagez les voies respiratoires à l'aide de la technique de bascule de la tête avec soulèvement du menton. Assurez-vous que vous n'inclinez pas la tête au-delà de la position neutre (de reniflement).

Attention : Position neutre	Si vous inclinez (tendez) la tête d'un nourrisson au-delà de la position neutre (de reniflement), les voies respiratoires du nourrisson pourront se bloquer. Maximisez la perméabilité des voies respiratoires en positionnant le nourrisson de façon à ce que son cou soit dans une position neutre afin que le canal de l'oreille externe soit à la hauteur du dessus de son épaule.

Étape 3 : Vérifiez la respiration

Pour vérifier la respiration, vous devez d'abord regarder, écouter et sentir pour voir si la victime respire. Cette procédure d'évaluation devrait prendre *au moins cinq secondes, mais pas plus de dix secondes*. Si vous ne détectez pas de respiration après dix secondes, faites deux insufflations (voir ci-dessous).

Suivez les étapes suivantes pour observer, écouter et sentir afin de détecter la respiration :

Étape	Intervention
1	Dégagez les voies respiratoires du nourrisson à l'aide de la technique de bascule de la tête avec soulèvement du menton.
2	Placez votre oreille près de la bouche et du nez du nourrisson (Figure 33).
3	Pendant que vous observez le thorax du nourrisson : • **regardez** si le thorax se soulève et retombe; • **écoutez** si de l'air s'échappe pendant l'expiration; • **sentez pour détecter** un flux d'air contre votre joue.

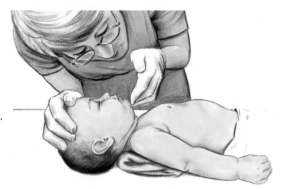

Figure 33.
Vérifiez la respiration.

Étape 4 : Donnez deux insufflations

Utilisez un dispositif de protection pour donner deux insufflations (d'une seconde chacune) pendant que vous observez s'il se produit un soulèvement du thorax. *Le volume d'air de chaque insufflation doit être suffisant pour que se produise un soulèvement du thorax visible.*

Les voies respiratoires mal dégagées sont la principale cause d'une obstruction et d'une mauvaise ventilation lors de la réanimation. Si l'air n'entre pas librement et que le thorax ne se soulève pas lors des premiers essais d'insufflation, dégagez à nouveau les voies respiratoires (en recommençant la technique de bascule de la tête avec soulèvement du menton) et faites encore une insufflation.[44] Vous devrez peut-être placer la tête du nourrisson dans diverses positions (uniquement si vous *ne* soupçonnez *pas* de blessures au niveau de la tête ou du cou) pour dégager les voies respiratoires et donner des insufflations efficaces (qui provoquent un soulèvement du thorax).

Vous devrez peut-être faire la technique de bascule de la tête avec soulèvement du menton quelques fois pour pouvoir donner deux insufflations efficaces (qui provoquent un soulèvement du thorax).

Étape 5 : Vérifiez le pouls

Après avoir fait deux insufflations efficaces, les *dispensateurs de soins* devraient prendre *au moins cinq secondes, mais pas plus de dix secondes*, pour vérifier s'il existe un pouls.

Trouver le pouls de l'artère brachiale

Pour vérifier le pouls chez un nourrisson, palpez le pouls brachial.[45]

Suivez les étapes ci-dessous pour trouver le pouls de l'artère brachiale :

Étape	Intervention
1	Posez deux ou trois doigts sur la partie intérieure du bras, entre le coude et l'épaule du nourrisson.
2	Appuyez doucement l'index et le majeur sur la partie intérieure du bras pendant *au moins cinq secondes, mais pas plus de dix secondes*, lorsque vous essayez de palper le pouls (Figure 34).

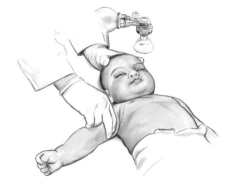

Figure 34. Palpation du pouls central chez un nourrisson. Trouver l'artère brachiale.

Étape 6 : Commencez les cycles de trente compressions thoraciques suivies de deux insufflations

Le secouriste qui agit seul devrait utiliser le rapport de compressions à ventilations universel de trente compressions pour deux insufflations lorsqu'il fait la RCR sur un nourrisson, un enfant ou un adulte.

Deux dispensateurs de soins face à une victime en très bas âge (nourrisson) devraient utiliser un rapport de compressions à ventilations de 15 : 2 jusqu'à ce que les voies respiratoires du nourrisson soient sécurisées (avec un masque laryngé ou une sonde endotrachéale).

Quand commencer les compressions

Commencez les compressions si :

- Après avoir donné deux insufflations, le nourrisson ne respire pas et n'a pas de pouls.
- Après avoir donné deux insufflations, le rythme cardiaque ou le pouls est inférieur à 60 battements par minute avec des signes de mauvaise perfusion (par ex., mauvaise coloration). Notez qu'il ne faut pas compter le pouls pendant toute une minute. Prenez au moins cinq secondes, mais pas plus de dix secondes, et estimez ensuite la fréquence du pouls.

Profondeur de compression

La profondeur de compression chez les nourrissons est d'environ un tiers à la moitié du diamètre antérieur-postérieur du thorax.

Concept essentiel : Minimiser les interruptions

Les secouristes doivent faire tout ce qu'ils peuvent pour minimiser les interruptions de compressions thoraciques. Les études ont démontré que les secouristes professionnels ne font des compressions thoraciques qu'environ la moitié du temps seulement pendant les réanimations. Quand un secouriste ne fait pas des compressions thoraciques, aucun débit sanguin ne se dirige vers le cerveau et le cœur. Les raisons qui empêchent de faire des compressions thoraciques peuvent inclure :

- des vérifications de pouls prolongées;
- trop de temps passé à faire des insufflations à la victime;
- le déplacement de la victime.

Les secouristes doivent s'efforcer de réduire au minimum le nombre et la durée des interruptions des compressions thoraciques. Les secouristes doivent essayer de limiter ces interruptions à moins de dix secondes, sauf pendant l'intubation, la défibrillation ou le déplacement de la victime d'un lieu dangereux (tel qu'un incendie).

Étape 7 : Appelez les services préhospitaliers d'urgence

Si vous êtes seul, après cinq cycles de RCR, appelez les services préhospitaliers d'urgence et retournez ensuite vers le nourrisson pour continuer la RCR.

Si vous êtes seul et êtes témoin de la perte de conscience soudaine d'un nourrisson, vous devez appeler les services préhospitaliers d'urgence et retourner ensuite vers le nourrisson afin de faire la RCR.

Si le nourrisson est petit et n'est pas blessé, vous devez le transporter à proximité d'un téléphone pour que vous puissiez soit continuer la RCR, soit reprendre la RCR plus vite après avoir appelé les secours d'urgence.

Feuille d'exercices pratiques pour la RCR à un secouriste pour les nourrissons

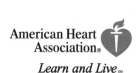

FONDATION DES MALADIES DU CŒUR DU CANADA
À la conquête de solutions.

American Heart Association®
Learn and Live℠

Lignes directrices pour l'exécution des techniques

Vérifiez l'état de conscience. • Si acune réaction, criez pour appeler de l'aide ou demandez à quelqu'un d'appeler les services préhospitaliers d'urgence.	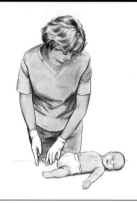
Dégagez les voies respiratoires. • Basculez la tête et soulevez le menton. Vérifiez si le nourrisson respire (prenez au moins cinq secondes, mais pas plus de dix secondes pour cela). • Observez, écoutez et sentez. Si aucune respiration, donnez deux insufflations. • Provoquez un soulèvement du thorax. Vérifiez le pouls. • Prenez au moins cinq secondes, mais pas plus de dix secondes, pour faire cette vérification.	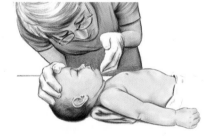 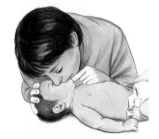 Dégagez les voies respiratoires, vérifiez la respiration. Donnez des insufflations.
Si la victime n'a pas de pouls ou si le rythme cardiaque est inférieur à 60 battements par minute avec des signes de mauvaise perfusion, commencez des cycles de trente compressions et de deux insufflations : • Trente compressions (poussez fort et vite) • Fréquence de 100 par minute • Deux insufflations	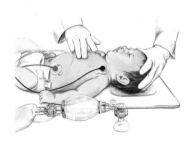
Après cinq cycles, si vous êtes seul, appelez les services préhospitaliers d'urgence. Retournez ensuite vers le nourrisson et continuez la RCR.	

Technique du ballon-masque et respiration artificielle chez les nourrissons

Aperçu

Cette partie explique comment donner les insufflations à l'aide d'un ballon-masque et comment faire la respiration artificielle.

Objectifs d'apprentissage

À la fin de cette partie, vous pourrez :

- donner des insufflations à l'aide d'un ballon-masque;
- faire la respiration artificielle.

Ballon-masque

Pour donner des insufflations avec un ballon-masque, choisissez un ballon-masque de la bonne taille. Le masque doit pouvoir couvrir complètement la bouche et le nez de la victime, mais sans couvrir ses yeux et sans déborder sur le menton (Figure 35). Une fois le ballon-masque choisi, dégagez les voies respiratoires de la victime à l'aide de la technique de bascule de la tête avec soulèvement du menton. Appuyez le masque contre la figure du nourrisson tout en soulevant sa mâchoire pour créer ainsi un joint étanche entre le visage du nourrisson et le masque. Si cela est disponible, connectez à de l'oxygène.

Les insufflations seront beaucoup plus efficaces si deux secouristes utilisent le système à ballon-masque : un secouriste tient le masque contre le visage du nourrisson tout en soulevant la mâchoire et l'autre secouriste appuie sur le ballon. Les deux secouristes doivent observer s'il y a soulèvement du thorax.

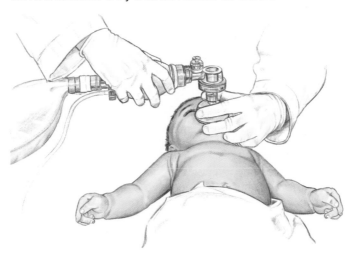

Figure 35. Ventilation au ballon-masque pour un nourrisson. Le secouriste pose le masque sur le visage et incline la tête. Le secouriste tient le masque contre le visage à l'aide du pouce et de l'index (les doigts forment un « C ») tout en soulevant la mâchoire à l'aide des trois autres doigts (pour former un « E » le long de la mâchoire). Cela s'appelle la technique de fixation E-C.

Étape	Intervention
1	Placez-vous directement au-dessus de la tête du nourrisson.
2	Posez le masque sur le visage du nourrisson.
3	Utilisez la technique de fixation E-C pour que le masque ne se déplace pas (Figure 35) : • Faites la technique de bascule de la tête avec soulèvement du menton. • À l'aide du pouce et de l'index de chaque main, faites un « C » pour appuyer les bords du masque contre le visage. • Servez-vous des autres doigts pour soulever les coins de la mâchoire (les trois doigts forment un « E ») et dégager les voies respiratoires.
4	Appuyez le masque contre le visage tout en soulevant la mâchoire pour maintenir les voies respiratoires dégagées. Essayez de former un joint étanche à l'air entre le masque et le visage.
5	Faites des insufflations (une seconde chacune) pendant que vous observez s'il se produit un soulèvement du thorax. La façon de faire chaque insufflation est la même que l'on utilise ou non de l'oxygène d'appoint. S'il n'y a pas de soulèvement du thorax : • faites à nouveau la technique de bascule de la tête avec soulèvement du menton; • replacez le masque sur le visage; • vérifiez que les voies respiratoires sont bien dégagées et qu'il n'y a pas de fuite d'air entre le masque et le visage; • essayez à nouveau de faire des insufflations. Vous devrez peut-être essayer quelques fois afin de donner un total de deux insufflations qui provoquent un soulèvement du thorax.

Respiration artificielle pour les nourrissons (et les enfants)

Parfois, les secouristes font des insufflations sans compressions thoraciques aux nourrissons chez qui ils perçoivent un pouls. Nous appelons cela la respiration artificielle. Vous trouverez ci-dessous les lignes directrices pour faire la respiration artificielle à des nourrissons :

• Faites une insufflation toutes les trois à cinq secondes (douze à vingt insufflations par minute).
• Faites chaque insufflation en une seconde.
• Chaque insufflation doit provoquer un soulèvement du thorax visible.
• Vérifiez le pouls environ toutes les deux minutes.

Faits fondamentaux : Arrêt respiratoire

L'arrêt respiratoire est l'absence de respiration (c.-à-d., l'apnée). Pendant l'arrêt respiratoire et lors de difficultés respiratoires isolées, l'activité cardiaque de la victime est perceptible sous forme d'un pouls palpable.

Les dispensateurs de soins devraient pouvoir identifier l'arrêt respiratoire et savoir déterminer quand les respirations sont insuffisantes pour maintenir une oxygénation ou une ventilation efficace.

Lorsque la respiration est absente ou inadéquate, le dispensateur de soins doit immédiatement dégager les voies respiratoires et faire des insufflations pour empêcher l'arrêt cardiaque et des lésions hypoxiques au cerveau et aux autres organes.

Séquence de la RCR à deux secouristes pour les nourrissons

Aperçu

Cette partie explique comment faire la RCR à deux secouristes pour les nourrissons.

Objectifs d'apprentissage

À la fin de cette partie, vous pourrez faire la séquence complète de la RCR à deux secouristes pour les nourrissons.

Lorsqu'un deuxième secouriste arrive

Lorsqu'un autre secouriste est disponible pour vous aider, ce dernier doit appeler les services préhospitaliers d'urgence et ensuite retourner vers la victime pour aider à faire la RCR. Les secouristes doivent faire les compressions thoraciques à tour de rôle, en changeant de poste tous les cinq cycles de RCR (environ toutes les deux minutes).

Technique

Tous les secouristes professionnels doivent apprendre les deux techniques de RCR : à un secouriste et à deux secouristes. Lorsque cela est possible, utilisez des dispositifs de protection pour la ventilation bouche-à-masque et à ballon-masque.

Dans la RCR à deux secouristes, chaque secouriste joue un rôle spécifique :

Secouriste	Emplacement	Interventions
Secouriste 1	À côté de la victime	• Fait les compressions thoraciques avec la technique des deux mains encerclant la cage thoracique avec les pouces (voir la Figure 36 et la discussion ci-dessous). • Compte à haute voix. • Change de rôle avec le secouriste 2 tous les cinq cycles ou toutes les deux minutes, en prenant moins de cinq secondes pour effectuer le changement.
Secouriste 2	À la tête de la victime	• Maintient les voies respiratoires dégagées. • Fait des insufflations qui provoquent des soulèvements du thorax. • Encourage le secouriste 1 à faire des compressions rapides et suffisamment profondes et à laisser le thorax reprendre sa position de repos total entre les compressions. • Change de rôle avec le secouriste 1 tous les cinq cycles ou toutes les deux minutes, en prenant moins de cinq secondes pour effectuer le changement.

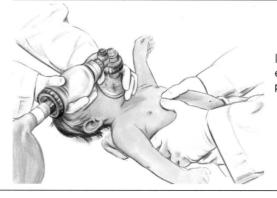

Figure 36. Technique des deux mains encerclant la cage thoracique avec les pouces pour les nourrissons (deux secouristes).

Fréquence et rapport des compressions et des insufflations pendant la RCR à deux secouristes lorsque les voies respiratoires sont sécurisées ou ne le sont pas

La fréquence de compression pour la RCR à deux secouristes est d'environ cent compressions par minute. Jusqu'à ce que les voies respiratoires soient sécurisées (par ex., avec un masque laryngé ou une sonde endotrachéale), le rapport de compressions à ventilations est 15 : 2.

Lorsque les voies respiratoires sont sécurisées (par ex., avec un masque laryngé ou une sonde endotrachéale) pendant la RCR à deux secouristes, faites des insufflations à la fréquence d'une insufflation toutes les six à huit secondes (huit à dix insufflations par minute), sans essayer de synchroniser les insufflations entre les compressions. Il ne devrait pas y avoir de pause entre les compressions thoraciques pour donner des insufflations.

Concept essentiel : éviter l'hyperventilation

Évitez de faire trop d'insufflations par minute (hyperventilation) pendant la RCR, en particulier une fois que les voies respiratoires ont été sécurisées (par ex., avec un masque laryngé ou une sonde endotrachéale). L'hyperventilation peut aggraver le résultat de l'arrêt cardiaque. Elle peut diminuer le retour veineux vers le cœur et réduire le débit sanguin pendant les compressions thoraciques.

Séquence de la RCR à deux secouristes pour les nourrissons

Suivez les étapes ci-dessous pour faire la RCR à deux secouristes sur les nourrissons :

Étape	Intervention
1	Vérifiez l'état de conscience de la victime.
2	Demandez au deuxième secouriste d'appeler les services préhospitaliers d'urgence.
3	Dégagez les voies respiratoires de la victime.
4	Vérifiez la respiration de la victime (pendant au moins cinq secondes, mais pas plus de dix secondes).
5	Si aucune respiration, faites deux insufflations.
6	Vérifiez le pouls de la victime (pendant au moins cinq secondes, mais pas plus de dix secondes).
7	Si la victime n'a pas de pouls ou si le rythme cardiaque est inférieur à 60 battements par minute avec des signes de mauvaise perfusion, faites des cycles de compressions et d'insufflations (rapport 30 : 2). Dès que le deuxième secouriste arrive, utilisez un rapport de 15 : 2 en employant la technique des deux mains encerclant la cage thoracique avec les pouces.

Technique des deux mains encerclant avec les pouces

La technique des deux mains encerclant la cage thoracique avec les pouces est la technique privilégiée des dispensateurs de soins pour faire des compressions thoraciques à deux secouristes, lorsque cela est physiquement faisable (Figure 36). Elle produit un débit sanguin en comprimant le thorax à la fois avec les pouces et les doigts. Cette technique produit un meilleur débit sanguin et provoque de façon plus constante une profondeur et une force de compression adéquates,[46 à 49] et peut avoir pour résultat une tension artérielle plus élevée.[50 à 53]

Étape	Intervention
1	Tracez une ligne imaginaire entre les mamelons. Posez vos deux pouces côte à côte au milieu du thorax du nourrisson sur le sternum, juste en dessous de cette ligne. Cela vous permettra de faire des compressions sur la moitié inférieure du sternum. N'appuyez pas sur l'appendice xyphoïde. Les pouces peuvent se chevaucher chez les nourrissons très petits.
2	Encerclez le thorax du nourrisson et soutenez son dos à l'aide des doigts des deux mains.
3	Avec vos mains autour du thorax, utilisez vos deux pouces pour appuyer sur le sternum d'un tiers à la moitié environ de la profondeur du thorax du nourrisson. Tandis que vous appuyez vers le bas avec vos pouces, serrez le thorax du nourrisson avec vos doigts.
4	Relâchez complètement la pression sur le sternum après chaque compression et laissez au thorax le temps de reprendre sa position de repos.
5	Faites les compressions régulièrement, à la fréquence de 100 par minute.
6	Faites une courte pause toutes les quinze compressions afin de permettre au second secouriste de dégager les voies respiratoires à l'aide de la technique de bascule de la tête avec soulèvement du menton, et faites deux insufflations (l'insufflation doit provoquer le soulèvement du thorax). Coordonnez les compressions et les insufflations afin d'éviter de les donner simultanément et d'assurer une ventilation et un soulèvement du thorax adéquats, surtout si les voies respiratoires ne sont pas protégées.
7	Continuez les compressions et les insufflations à un rapport de 15 : 2 (pour deux secouristes), en changeant de rôle toutes les deux minutes.

Questions récapitulatives

1. La fréquence correcte pour faire des compressions à un nourrisson est de _____ compressions par minute.

2. Le rapport correct de compressions à ventilations pour la RCR à un secouriste sur un nourrisson est de _____ compressions pour _____ insufflations.

3. Le rapport correct de compressions à ventilations pour la RCR à deux secouristes sur un nourrisson est de _____ compressions pour _____ insufflations.

Cours des SIR pour les professionnels de la santé

Feuille d'exercices pratiques pour la RCR à deux secouristes pour les nourrissons

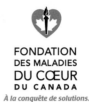
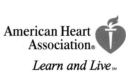

FONDATION DES MALADIES DU CŒUR DU CANADA
À la conquête de solutions.

American Heart Association®
Learn and Live ℠

Lignes directrices pour l'exécution des techniques	
Vérifiez l'état de conscience. • Si aucune réaction, envoyez quelqu'un appeler les services préhospitaliers d'urgence.	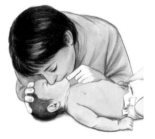
Dégagez les voies respiratoires. • Basculez la tête et soulevez le menton. Vérifiez si le nourrisson respire (prenez au moins cinq secondes, mais pas plus de dix secondes pour cela). • Regardez, écoutez et sentez. Si aucune respiration, donnez deux insufflations. • Provoquez un soulèvement du thorax. Vérifiez le pouls. • Prenez au moins cinq secondes, mais pas plus de dix secondes.	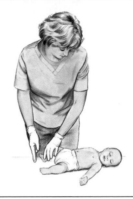 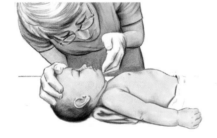 Dégagez les voies respiratoires, vérifiez la respiration. Donnez des insufflations.
Si la victime n'a pas de pouls ou si le rythme cardiaque est inférieur à 60 battements par minute avec des signes de mauvaise perfusion, commencez des cycles de quinze compressions et de deux insufflations : • Quinze compressions (poussez fort et vite) • Technique des deux mains encerclant avec les pouces • Fréquence de 100 par minute • Deux insufflations	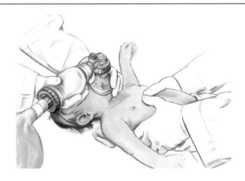

Soulagement de l'étouffement

Soulagement de l'étouffement chez les victimes âgées d'un an et plus

Aperçu

Cette partie examine les causes fréquentes de l'étouffement et les interventions à effectuer pour venir en aide à des adultes et des enfants de plus d'un an qui s'étouffent (obstruction des voies respiratoires par un corps étranger).

Objectifs d'apprentissage

À la fin de cette partie, vous pourrez venir en aide, en cas d'étouffement, à des victimes conscientes et inconscientes âgées de plus d'un an.

Reconnaître l'étouffement chez les adultes et les enfants conscients

La reconnaissance précoce d'une obstruction des voies respiratoires est essentielle pour obtenir un résultat favorable. Il est important de faire la différence entre cette urgence et l'évanouissement, les accidents vasculaires cérébraux, les crises cardiaques, les convulsions, les surdoses de médicament ou de drogue ou toute autre condition qui provoque une défaillance respiratoire soudaine mais nécessite un traitement différent. L'observateur qualifié peut souvent détecter les signes de l'étouffement.

Les corps étrangers peuvent être la cause d'une obstruction *grave* ou *légère*.

Obstruction légère des voies respiratoires	Obstruction grave des voies respiratoires
Signes : • Bon renouvellement d'air • Conscient et peut tousser avec vigueur • Peut avoir la respiration sifflante entre les épisodes de toux	**Signes :** • Peu ou pas de renouvellement d'air • Toux faible et inefficace ou pas de toux • Bruit aigu lors de l'inhalation ou aucun bruit • Difficulté croissante à respirer • Éventuelle cyanose (victime devient bleue) • Incapable de parler • La victime serre son cou avec le pouce et les autres doigts, faisant le signe universel de l'étouffement (voir Figure 37) • Incapable d'expirer ou d'inspirer

(suite à la page suivante)

Obstruction légère des voies respiratoires	Obstruction grave des voies respiratoires
Interventions du secouriste : • Aussi longtemps que le renouvellement d'air continue, encouragez la victime à poursuivre ses efforts pour tousser et respirer de façon spontanée. • N'intervenez pas tant que la victime essaie d'expulser le corps étranger, mais restez à ses côtés et surveillez son état. • Si une légère obstruction persiste, appelez les services préhospitaliers d'urgence.	**Interventions du secouriste :** • Demandez à la victime si elle s'étouffe. Si la victime fait signe que oui et ne peut pas parler, l'obstruction des voies respiratoires est grave et vous devez faire appel aux services préhospitaliers d'urgence.

Les personnes devraient utiliser le signe universel de l'étouffement pour indiquer qu'elles suffoquent et ont besoin d'aide (Figure 37).

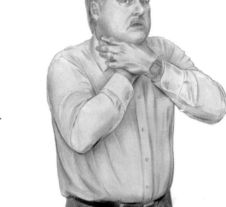

Figure 37. Signe universel de l'étouffement.

Attention : Victimes enceintes et obèses

Si la victime est enceinte ou obèse, faites des poussées thoraciques au lieu de poussées abdominales (Figure 38).

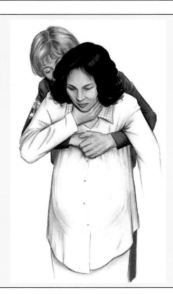

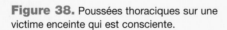
Figure 38. Poussées thoraciques sur une victime enceinte qui est consciente.

Soulager l'étouffement chez les adultes et les enfants de plus d'un an

Faites des poussées abdominales (manœuvre de Heimlich) pour venir en aide aux adultes et aux enfants de plus d'un an qui s'étouffent. N'utilisez pas les poussées abdominales pour venir en aide aux nourrissons qui s'étouffent.[54]

Faites chaque poussée dans le but d'éliminer l'obstruction. Il faudra peut-être recommencer la poussée à plusieurs reprises pour dégager les voies respiratoires.[55]

Faits fondamentaux : Complications résultant des poussées abdominales

Les poussées abdominales peuvent causer des complications, telles des lésions aux organes internes.[56 à 64] Une victime ayant subi des poussées abdominales devrait se faire examiner par un professionnel de la santé afin d'exclure toute complication présentant un danger pour la vie.

Poussées abdominales lorsque la victime est debout ou assise

Suivez les étapes ci-dessous pour faire des poussées abdominales sur un adulte ou un enfant conscient debout ou assis :

Étape	Intervention
1	Tenez-vous à genoux ou debout derrière la victime et entourez sa taille de vos bras (Figure 39).
2	Formez un poing avec une main.
3	Placez le côté pouce de votre poing contre l'abdomen de la victime, sur la ligne médiane, légèrement au-dessus du nombril et bien en dessous du sternum.
4	Tenez votre poing avec l'autre main et poussez-le dans l'abdomen de la victime en faisant une poussée rapide vers le haut.
5	Recommencez les poussées jusqu'à ce que l'objet soit éjecté des voies respiratoires ou jusqu'à ce que la victime devienne inconsciente.
6	Avec chaque nouvelle poussée, faites un mouvement distinct pour éliminer l'obstruction.[65, 66]

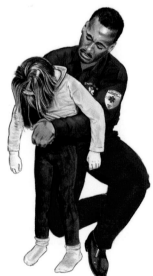

Figure 39. Poussées abdominales (manœuvre de Heimlich) lorsque la victime est debout.

Si vous trouvez une victime consciente et couchée, faites les poussées abdominales alors que la victime est couchée.

Interventions des
dispensateurs
de soins pour
soulager
l'étouffement
chez une victime
inconsciente

Une victime qui s'étouffe peut être consciente au départ et ensuite devenir inconsciente. Dans ces circonstances, vous savez que l'étouffement a causé les symptômes de la victime et que vous devez rechercher un corps étranger dans le pharynx.

- Si l'adulte est inconscient, appelez les services préhospitaliers d'urgence, dégagez les voies respiratoires, retirez l'objet si vous le voyez et commencez la RCR.

- Si vous êtes seul avec un enfant qui s'étouffe et devient inconscient, dégagez les voies respiratoires, retirez l'objet si vous le voyez et commencez la RCR. Après environ cinq cycles ou deux minutes de RCR, appelez les services préhospitaliers d'urgence, si ce n'est déjà fait.

Chez un adulte ou un enfant, chaque fois que vous dégagez les voies respiratoires pour faire une insufflation, ouvrez bien la bouche de la victime et cherchez à voir l'objet (Figure 40). Si vous voyez un objet, retirez-le avec vos doigts. Si vous n'en voyez aucun, continuez la RCR.

Dans certains cas, la victime qui s'étouffe est déjà inconsciente quand vous la trouvez. Dans ces circonstances, vous ne savez sans doute pas qu'il y a obstruction des voies respiratoires. Appelez les services préhospitaliers d'urgence et commencez la RCR.

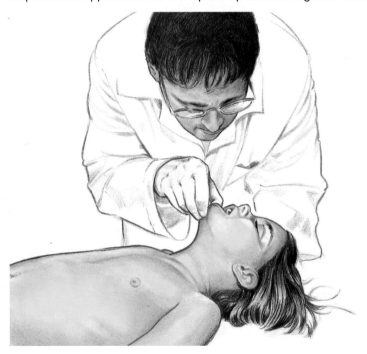

Figure 40. Dégagez les voies respiratoires et cherchez à voir un objet dans le pharynx.

Séquence des interventions après avoir soulagé l'étouffement	Vous saurez que vous avez réussi à désobstruer les voies respiratoires d'une personne inconsciente si vous : • voyez et retirez le corps étranger du pharynx de la victime; • sentez qu'il y a un déplacement d'air et voyez que le thorax se soulève lorsque vous faites les insufflations. Suivez les étapes ci-dessous après avoir soulager l'étouffement chez une victime inconsciente :

Étape	Intervention		
1	Faites deux insufflations.		
2	Vérifiez s'il y a un pouls.		
	Pouls?	**Respiration?**	**Ensuite, vous devriez**
	Non	Non	Faire des compressions thoraciques et fixer le DEA.
	Oui	Non	Continuer la respiration artificielle et vérifier toutes les deux minutes s'il y a un pouls.
	Oui	Oui	Placer la victime en position latérale de sécurité et continuer à la surveiller jusqu'à l'arrivée du personnel des SPU. Vous en apprendrez plus sur la position latérale de sécurité un peu plus loin.
3	Si vous parvenez à soulager l'étouffement à l'aide de poussées abdominales, encouragez la victime à faire immédiatement appel à un médecin pour s'assurer qu'elle ne souffre pas de complications à la suite des poussées abdominales.		

Questions récapitulatives	1. Vrai ou faux : Une personne qui s'étouffe pourra toujours tousser avec vigueur. 2. Si une personne qui s'étouffe est beaucoup plus petite que vous, que pouvez-vous faire pour améliorer l'efficacité des poussées abdominales? a. Placer la victime sur le dos. b. Vous agenouiller derrière la victime. c. a et b

Soulagement de l'étouffement chez les nourrissons

Aperçu	Cette partie examine les étapes à suivre pour soulager l'étouffement (obstruction des voies respiratoires par un corps étranger) chez un nourrisson. Pour toute information sur la façon de soulager l'étouffement chez un enfant d'un an ou plus, voir ci-dessous.
Objectifs d'apprentissage	À la fin de cette partie, vous pourrez démontrer comment soulager l'étouffement chez un nourrisson conscient ou inconscient.

Reconnaître l'étouffement chez un nourrisson conscient

La reconnaissance précoce d'une obstruction des voies respiratoires est essentielle pour obtenir un résultat favorable. L'observateur qualifié peut souvent détecter les signes de l'étouffement.

Les corps étrangers peuvent être la cause de toutes sortes de symptômes, de l'obstruction *partielle* à l'obstruction *complète*.

Obstruction partielle des voies respiratoires	Obstruction complète des voies respiratoires
Signes : • Bon renouvellement d'air • Conscient et peut tousser avec vigueur • Peut avoir la respiration sifflante entre les quintes de toux	**Signes :** • Peu ou pas de renouvellement d'air • Toux faible et inefficace ou pas de toux • Bruit aigu lors de l'inhalation ou aucun bruit • Difficulté croissante à respirer • Éventuelle cyanose (victime devient bleue) • Incapable de pleurer • Incapable d'inspirer ou d'expirer
Interventions du secouriste	**Interventions du secouriste**
• N'intervenez pas tant que la victime essaie d'expulser le corps étranger, mais restez à ses côtés et surveillez son état. • Si une légère obstruction persiste, appelez les services préhospitaliers d'urgence.	• Si la victime est incapable d'émettre des sons ou de respirer, il y a une obstruction grave et vous devez appeler les services préhospitaliers d'urgence.

Soulager l'étouffement chez un nourrisson conscient

Pour déloger un objet des voies respiratoires d'un nourrisson, il faut utiliser une combinaison de tapes dans le dos et de poussées thoraciques.

Suivez les étapes ci-dessous pour soulager l'étouffement chez un nourrisson conscient :

Étape	Intervention
1	Agenouillez-vous ou asseyez-vous avec le nourrisson sur vos genoux.
2	Si c'est facile à faire, découvrez le thorax du nourrisson.
3	Tenez le nourrisson allongé en position couchée (sur le ventre) avec sa tête légèrement plus basse que le thorax, reposant sur votre avant-bras. Soutenez sa tête et sa mâchoire avec votre main. Faites attention de ne pas comprimer les tissus mous de la gorge du nourrisson. Posez votre avant-bras sur vos genoux ou vos cuisses pour soutenir le nourrisson.
4	Donnez jusqu'à cinq fortes tapes au milieu du dos (Figure 41A) entre les omoplates du nourrisson, en utilisant le talon de votre main. Donnez des tapes suffisamment fortes pour essayer de déloger le corps étranger.
5	Après avoir donné un maximum de cinq tapes dans le dos, placez votre main libre sur le dos du nourrisson en soutenant sa tête avec la paume de votre main. Le nourrisson sera bien soutenu entre vos deux avant-bras, avec la paume d'une main soutenant le visage et la mâchoire, et la paume de l'autre main soutenant l'arrière de sa tête.

6	Retournez le nourrisson d'un seul bloc, tout en soutenant avec soin sa tête et son cou. Tenez le nourrisson sur le dos en posant votre avant-bras sur votre cuisse. Tenez la tête du nourrisson plus basse que le reste du corps.
7	Faites jusqu'à cinq poussées thoraciques rapides vers le bas (Figure 41B) au même endroit que pour les compressions thoraciques, juste sous la ligne mammaire. Faites les poussées thoraciques à un rythme d'environ une par seconde où chacune crée une « toux artificielle » suffisante pour déloger le corps étranger.
8	Recommencez la séquence de cinq tapes dans le dos suivies de cinq poussées thoraciques jusqu'à ce que l'objet se déloge ou que le nourrisson perde conscience.

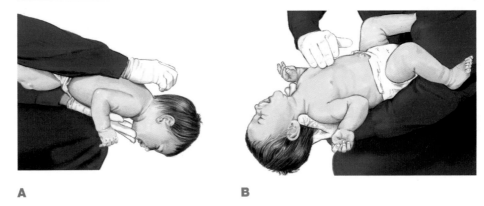

A   **B**

Figure 41. Soulagement de l'étouffement chez le nourrisson. **A**. Tapes dans le dos. **B**. Poussées thoraciques.

Soulager l'étouffement chez un nourrisson inconscient

Ne balayez pas aveuglément avec un doigt dans la bouche d'un nourrisson ou d'un enfant, car vous risqueriez de pousser le corps étranger plus loin dans les voies respiratoires, entraînant ainsi une obstruction plus importante ou une blessure.[67, 68]

Si le nourrisson devient inconscient, arrêtez les tapes dans le dos et commencez la RCR. Les compressions thoraciques donnent une pression adéquate sur la poitrine, et peuvent éliminer l'obstruction.

Pour soulager l'étouffement chez un nourrisson inconscient, effectuez les étapes suivantes :

Étape	**Intervention**
1	Placez le nourrisson sur une surface solide et plane.
2	Dégagez les voies respiratoires et cherchez à voir un objet dans le pharynx. Si un objet est visible, retirez-le. Ne balayez pas aveuglément avec un doigt.
3	Commencez la RCR avec une étape supplémentaire : chaque fois que vous dégagez les voies respiratoires, cherchez à voir l'objet qui cause l'obstruction au fond de la gorge. Si vous voyez un objet, retirez-le.
4	Après environ cinq cycles (environ deux minutes) de RCR, appelez les services préhospitaliers d'urgence.

Question récapitulative

1. Dans le cas d'un nourrisson conscient qui s'étouffe, utilisez _____ et _____ pour essayer de remédier à l'obstruction des voies respiratoires.

Éléments particuliers à prendre en considération

Sécurité de la victime et du secouriste

Sécurité du lieu

Lorsque vous faites la RCR, assurez-vous d'abord que le lieu ne présente aucun danger. Par exemple, si une personne se trouvant près d'un bâtiment en feu, dans l'eau ou à proximité de fils électriques à nu a besoin d'être réanimée, assurez-vous d'abord que la victime et vous soyez en un lieu sûr.

En cas de traumatisme, ne déplacez pas la victime sauf si cela s'avère nécessaire pour votre sécurité ou la sienne.

Sécurité du secouriste

Le risque d'attraper une maladie infectieuse pendant la RCR est très faible.[69]

La plupart des arrêts cardiaques chez les nourrissons et les enfants se produisent à la maison. Si la victime souffre d'une maladie infectieuse, il est probable que les membres de sa famille sont déjà exposés à cette maladie ou sont conscients de son existence et ont des dispositifs de protection appropriés à leur disposition. Des enquêtes effectuées auprès de membres de la famille démontrent que le risque d'infection ne cause aucune inquiétude qui empêcherait de donner la RCR à un être cher.[70]

Précautions normalisées

L'*Occupational Safety and Health Administration*, OSHA, (agence administrative responsable des accidents au travail et des maladies professionnelles aux États-Unis) exige que les professionnels de la santé utilisent des précautions normalisées sur le lieu de travail lorsqu'ils se trouvent exposés à du sang ou des liquides organiques (par ex., la salive ou le sang). Ces précautions comprennent les dispositifs de protection ou les systèmes à ballon-masque, les gants et les lunettes protectrices.

Manœuvre de Sellick, pression exercée sur le cartilage cricoïde

La pression exercée sur le cartilage cricoïde, ou la manœuvre de Sellick, est l'application d'une pression sur le cartilage cricoïde d'une victime *inconsciente*. La pression pousse la trachée vers l'arrière, compressant ainsi l'œsophage contre les vertèbres cervicales. La pression exercée sur le cartilage cricoïde est efficace pour la prévention de la distension gastrique pendant une insufflation de pression positive chez des victimes *inconscientes*. En réduisant la distension gastrique, on réduit le risque de vomissement et d'aspiration.[71 à 74]

Utilisez la pression sur le cartilage cricoïde uniquement lorsque la victime est inconsciente. Pour effectuer la manœuvre de Sellick correctement, un secouriste supplémentaire doit être présent afin d'appliquer uniquement la pression sur le cartilage cricoïde, sans participer aux autres activités de réanimation.

Les professionnels de la santé devraient uniquement utiliser cette manœuvre lorsqu'un secouriste supplémentaire, qui ne doit pas faire les insufflations, les compressions thoraciques ou la défibrillation, est présent. Cela signifie que si la manœuvre de Sellick devait être utilisée lors d'une RCR à deux secouristes, trois ou quatre secouristes seraient en fait nécessaires :

- un ou deux secouristes font les insufflations;
- un secouriste fait les compressions thoraciques;
- un secouriste applique la pression sur le cartilage cricoïde.

Suivez les étapes ci-dessous pour appliquer la pression sur le cartilage cricoïde :

Étape	Intervention
1	Trouvez le cartilage thyroïde (la pomme d'Adam) avec votre index.
2	Glissez votre index jusqu'à la base du cartilage thyroïde et palpez l'anneau horizontal en saillie sous le cartilage thyroïde (il s'agit du cartilage cricoïde).
3	Avec le bout de votre pouce et de votre index, appliquez une pression ferme vers l'arrière sur le cartilage cricoïde (Figure 42).

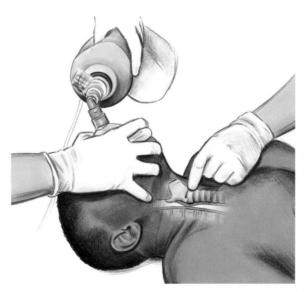

Figure 42. Pression exercée sur le cartilage cricoïde (manœuvre de Sellick).

Blessures à la tête, au cou et à la colonne vertébrale

Poussée de la mâchoire

Si vous pensez qu'il y a un risque de lésion de la colonne vertébrale, dégagez les voies respiratoires en utilisant la poussée de la mâchoire sans tendre le cou (Figure 43). Comme il est important de garder la perméabilité des voies respiratoires et de faire des insufflations adéquates lors de la RCR, utilisez la technique de bascule de la tête avec soulèvement du menton si la poussée de la mâchoire ne dégage pas les voies respiratoires.

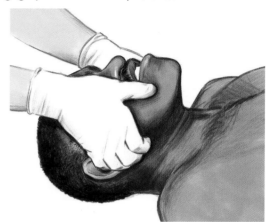

Figure 43. Poussée de la mâchoire sans bascule de la tête. La mâchoire est soulevée sans basculer la tête. Il s'agit de la technique privilégiée pour dégager les voies respiratoires chez une victime souffrant d'une blessure à la colonne vertébrale.

Suivez les étapes ci-dessous pour effectuer une poussée de la mâchoire :

Étape	Intervention
1	Placez une main de chaque côté de la tête de la victime, en posant vos coudes sur la surface sur laquelle la victime est couchée.
2	Placez vos doigts sous les angles de la mâchoire inférieure de la victime et soulevez-la à l'aide des deux mains, en déplaçant la mâchoire vers l'avant.
3	Si les lèvres se ferment, déplacez la lèvre inférieure avec votre pouce.

Roulement

Si la victime a subi un traumatisme à la tête et au cou, ou si vous pensez qu'il y a eu un traumatisme, déplacez la victime uniquement si cela s'avère nécessaire pour vous mettre hors de danger ou pour faire la RCR. Tout mouvement inadéquat risque d'entraîner la paralysie si la victime est blessée au cou.

S'il est nécessaire de déplacer une victime qui souffre peut-être de blessures à la tête et au cou, tournez la tête, le cou et le torse tous en même temps (« rouler » la victime) afin d'éviter de fléchir ou de tordre le cou ou le dos. Idéalement, cette procédure est faite par deux personnes : l'une d'elles tient la tête et le cou tandis que l'autre bouge le corps.

Gasps ou respiration agonale

Des gasps ou une respiration agonale peuvent se produire pendant les premières minutes suivant un arrêt cardiaque soudain. Ils ne sont pas une forme adéquate de respiration.

Si une victime ne respire pas ou fait des gasps, vous devez lui donner des insufflations.

Position latérale de sécurité

Utilisez la position latérale de sécurité (Figure 44) pour les victimes inconscientes chez qui la respiration n'est pas adéquate. Lorsqu'une victime inconsciente respire spontanément, sa langue, les mucosités ou le vomi peuvent bloquer ses voies respiratoires. En plaçant la victime sur le côté, les liquides peuvent facilement sortir de sa bouche, ce qui évite de tels problèmes. Vous devez malgré tout surveiller de près le pouls et la respiration d'une victime en position latérale de sécurité.

En cas de traumatisme présent ou soupçonné, déplacez la victime uniquement si vous ne parvenez pas à garder les voies respiratoires dégagées, si le lieu n'est pas sécuritaire ou si vous ne parvenez pas à faire la RCR pour une autre raison. Dans ce cas, vous devez protéger la colonne vertébrale de la victime lorsque vous retournez celle-ci.[75, 76]

La position latérale de sécurité n'est pas recommandée chez les nourrissons et les jeunes enfants, car cette position risque de bloquer les voies respiratoires si la tête n'est pas bien soutenue.

Suivez les étapes ci-dessous lorsque vous placez la victime en position latérale de sécurité :

Étape	Intervention
1	Roulez la victime sur le côté.
2	Positionnez la victime de façon à garder les voies respiratoires dégagées.
3	Vérifiez souvent la respiration de la victime (regardez, écoutez, sentez).
4	Si la victime arrête de respirer, obtenez un DEA, roulez la victime sur le dos et commencez la RCR.

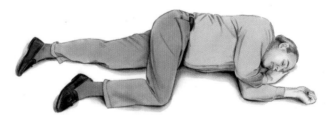

Figure 44. Position latérale de sécurité. Cette position latérale stable et modifiée maintient l'alignement du dos et de la colonne vertébrale tout en permettant au secouriste d'observer la victime et d'y avoir accès.

Vue d'ensemble

La Chaîne de survie

Objectifs d'apprentissage

À la fin de cette partie, vous pourrez :

- nommer les maillons de la Chaîne de survie de l'AHA et de la FMCC pour les adultes et énoncer l'importance de chaque maillon;
- nommer les maillons de la Chaîne de survie pédiatrique de l'AHA et de la FMCC et énoncer l'importance de chaque maillon.

Introduction à la Chaîne de survie pour les adultes

L'AHA et la FMCC ont adopté le concept des systèmes de Soins d'urgence cardiovasculaire (SUC) depuis de nombreuses années, et ils continuent de le soutenir.[77, 78]

L'expression Chaîne de survie[79] est une métaphore utile pour illustrer les éléments qui constituent le concept de la réanimation (Figure 45). Le concept de la réanimation résume l'interprétation actuelle du meilleur traitement pour les personnes souffrant d'un arrêt cardiaque soudain. Les quatre maillons de la Chaîne de survie pour les adultes sont :

- Accès rapide;
- RCR précoce;
- Défibrillation précoce;
- Soins avancés rapides.

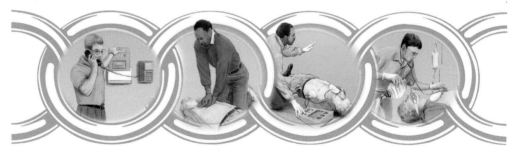

Figure 45. La Chaîne de survie de l'AHA et de la FMCC pour les adultes.

Le premier maillon :
Accès rapide

Avoir accès le plus rapidement possible permet de **reconnaître l'urgence au plus tôt et d'appeler** les services médicaux d'urgence ou les services préhospitaliers d'urgence (SPU).

Les victimes ainsi que les passants sont encouragés à reconnaître les signes avant-coureurs, tels que les douleurs thoraciques et les difficultés respiratoires, et à appeler les services préhospitaliers d'urgence avant que la victime ne perde conscience. Les secouristes doivent reconnaître les signes d'un arrêt cardiaque et respiratoire et appeler les services préhospitaliers d'urgence afin d'obtenir rapidement des Soins avancés pour les victimes.

Dans la plupart des communautés, le système d'appel téléphonique 9-1-1 fournit un lien entre l'appelant et l'opérateur du système des services préhospitaliers d'urgence.

Le deuxième maillon :
RCR précoce

Plus vite la RCR est commencée après la perte de conscience, plus elle est efficace. Des études révèlent sans cesse que la RCR donnée par un passant a un effet positif considérable sur la survie.[80 à 82] L'unique exception possible est le cas où le délai entre l'appel et la défibrillation est très court.[83] La RCR par un passant est le meilleur traitement en cas d'arrêt cardiaque d'un patient en attendant qu'un défibrillateur soit disponible et que les Soins avancés soient donnés.[84, 85]

Commencer la RCR de base au plus tôt aide à améliorer les chances de survie lors d'un arrêt cardiaque hors de l'hôpital.

Le troisième maillon :
Défibrillation précoce

La défibrillation précoce est le maillon de la Chaîne de survie qui contribuerait le plus à améliorer les chances de survie pour les victimes d'un arrêt cardiaque par FV (fibrillation ventriculaire). Mettre des DEA à la disposition d'un grand nombre de secouristes qualifiés pourrait être l'étape clé pour augmenter les chances de survie dans les cas d'arrêts cardiaques hors de l'hôpital.[86, 87]

Chaque véhicule de secours pouvant transporter des patients en arrêt cardiaque doit être muni d'un défibrillateur, et le personnel doit être qualifié pour l'utiliser et avoir l'autorisation de s'en servir.[88]

Le quatrième maillon :
Soins avancés rapides

Les dispensateurs de Soins avancés apportent le matériel nécessaire pour donner les insufflations, établir un accès intraveineux, administrer des médicaments, contrôler les arythmies et stabiliser la victime pour le transport.

Chaîne de
survie pédiatrique

Pour maximiser la survie et un résultat neurologique intact à la suite d'urgences cardio-vasculaires mettant en danger la vie de la victime, chaque maillon de la Chaîne de survie pédiatrique (Figure 46) doit être solide :

- prévention de l'arrêt;
- RCR précoce et efficace par un passant;
- appel rapide aux SPU (ou à d'autres services d'urgence);
- Soins avancés en réanimation rapides et efficaces (y compris une stabilisation et un transport rapides vers des soins hospitaliers et la rééducation).

Bien que ce processus soit enseigné sous la forme d'une séquence d'étapes distinctes afin d'améliorer la rétention des compétences acquises, vous pouvez faire plusieurs interventions simultanément (par ex., commencer la RCR et appeler les SPU) si plusieurs secouristes sont présents.

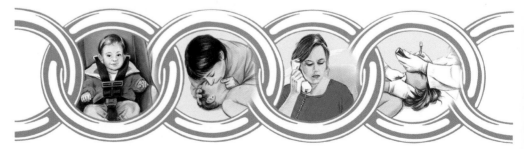

Figure 46. La Chaîne de survie pédiatrique.

Urgences mettant en danger la vie de la victime

Aperçu

Cette partie décrit les quatre urgences principales mettant en danger la vie de la victime :

- arrêt cardiaque;
- crise cardiaque;
- accident vasculaire cérébral;
- étouffement (obstruction des voies respiratoires par un corps étranger).

Objectifs d'apprentissage

À la fin de cette partie, vous pourrez décrire quatre urgences mettant en danger la vie de la victime.

Arrêt cardiaque

Lors d'un arrêt cardiaque, la circulation s'arrête et les organes vitaux ne reçoivent pas suffisamment d'oxygène. La victime ne respire pas et n'a pas de pouls.

Les victimes en arrêt cardiaque ont souvent des gasps ou une respiration agonale. Ne confondez pas les gasps ou la respiration agonale et la respiration adéquate. Les gasps ou la respiration agonale peuvent se produire au début de l'arrêt cardiaque, mais ils ne sont pas une respiration adéquate. Ils sont inefficaces et ne parviendront pas à maintenir l'oxygénation ou la ventilation.[89 à 91]

Les dispensateurs de soins apprennent à chercher une « respiration adéquate », en présumant qu'ils seront capables de faire la différence entre des gasps ou une respiration *agonale* ou d'autres efforts respiratoires inadéquats et une respiration spontanée efficace.

Crise cardiaque

Une crise cardiaque (infarctus du myocarde) se produit lorsqu'une partie du cœur est dépourvue de débit sanguin et d'oxygène pendant une période prolongée (en général plus de 20 à 30 minutes), et le muscle cardiaque commence alors à mourir, provoquant un malaise ou des douleurs au niveau du thorax. Habituellement une crise cardiaque résulte :

- d'un fort rétrécissement d'une artère coronaire dû à la cholestéropexie;
- d'une fissure ou de l'érosion de plages avec formation d'un caillot de sang sur ladite plage, provoquant un blocage complet de l'artère coronaire malade.

Les spasmes de vaisseaux sanguins (soit spontanés, soit causés par des drogues telles que la cocaïne) bloquent le débit de sang vers le muscle cardiaque, entraînant une crise cardiaque.

Lorsque le débit sanguin vers le muscle cardiaque est bloqué pendant un certain temps, le muscle est endommagé à la suite d'un manque d'oxygène. Si le débit sanguin dans l'artère n'est pas rapidement rétabli, les cellules du muscle cardiaque nourries par ladite artère commenceront à mourir.

Un muscle cardiaque ischémique (un muscle ne recevant pas suffisamment d'oxygène) risque de développer des rythmes électriques anormaux, dont la fibrillation ventriculaire (FV). Dans la plupart des cas, l'arrêt cardiaque hors de l'hôpital à la suite d'une crise cardiaque se produira dans les quatre heures suivant les premiers symptômes. Il est donc très important d'appeler les services préhospitaliers d'urgence lorsque les symptômes d'une nouvelle angine, d'une angine prolongée (non soulagée par le repos et la nitroglycérine) ou d'une angine nocturne se développent.

Les « signaux d'alarme » ou les signes avant-coureurs d'une crise cardiaque

- Un malaise au niveau du thorax est le principal symptôme d'une crise cardiaque. Le malaise dure plus de 15 à 20 minutes et n'est pas soulagé, ou n'est que partiellement soulagé, par le repos ou la nitroglycérine.[92] Certaines personnes affirment éprouver une douleur intense, toutefois ce n'est pas universel.
- D'autres symptômes comprennent la transpiration, la nausée, les vomissements et le manque de souffle.
- Un sentiment de faiblesse peut accompagner le malaise dans le thorax.
- Les signes d'une crise cardiaque peuvent se manifester chez les personnes des deux sexes ainsi que chez les jeunes adultes, à tout moment et en tout lieu.

Représentations atypiques d'une crise cardiaque

Les personnes âgées,[93] les diabétiques et les femmes[94 à 96] manifestent plus souvent que les autres des symptômes inhabituels ou des troubles vagues et non spécifiques. Certaines personnes peuvent uniquement souffrir d'une faiblesse. Les symptômes tels que le manque de souffle, les syncopes ou les étourdissements peuvent être les seuls symptômes chez les diabétiques.

Lors d'un suivi à long terme de l'étude de Framingham, un tiers des premiers infarctus chez les hommes et la moitié chez les femmes n'ont pas été reconnus cliniquement.[97] Près de la moitié de ces infarctus étaient vraiment silencieux, tandis que l'autre moitié avait une représentation atypique.[98]

Les dispensateurs de SIR doivent être conscients des diverses façons dont les crises cardiaques se manifestent, même en l'absence de signes et symptômes typiques.

Accident vasculaire cérébral

Reconnaître les signes et les symptômes d'un accident vasculaire cérébral est essentiel pour une intervention et un traitement précoces. L'accident vasculaire cérébral peut se manifester de façon subtile. Les signes et les symptômes d'un accident vasculaire cérébral comprennent :

- une faiblesse ou un engourdissement soudain du visage, du bras ou de la jambe, surtout d'un côté du corps;
- une confusion soudaine, des troubles d'élocution ou des problèmes de compréhension;
- un problème soudain de vision, dans un œil ou les deux;
- un problème soudain à marcher, des étourdissements, une perte d'équilibre ou de coordination;
- un mal de tête soudain et intense sans cause connue.

Étouffement

Reconnaître au plus tôt qu'il y a une obstruction des voies respiratoires par un corps étranger, ou que la victime s'étouffe, est essentiel à un résultat couronné de succès. Il est important de faire la différence entre cette urgence et l'évanouissement, les accidents vasculaires cérébraux, les crises cardiaques, les convulsions, les surdoses de médicament ou de drogue ou toute autre condition qui provoque une défaillance respiratoire soudaine mais qui nécessite un tout autre traitement. L'observateur qualifié sait souvent détecter les signes de l'étouffement. Pour plus d'informations sur l'étouffement, reportez-vous aux parties sur l'étouffement présentées précédemment dans ce manuel.

Résumé des étapes de la RCR pour les adultes, les enfants et les nourrissons à l'intention des professionnels de la santé

RCR	Adulte et enfant plus âgé (à partir de l'adolescence)	Enfant (d'un an jusqu'à l'adolescence)	Nourrisson (moins d'un an)
Déterminez que la victime ne réagit pas. Appelez les services préhospitaliers d'urgence.	Appelez les services préhospitaliers d'urgence dès que vous trouvez la victime.	Appelez les services préhospitaliers d'urgence après avoir fait cinq cycles de RCR.	
Dégagez les voies respiratoires. Utilisez la technique de bascule de la tête avec soulèvement du menton.	Bascule de la tête avec soulèvement du menton (traumatisme soupçonné : poussée de la mâchoire)		
Vérifiez la respiration. Si la victime ne respire pas, faites deux insufflations qui provoquent un soulèvement du thorax.	Dégagez les voies respiratoires, observez, écoutez et sentez. Prenez au moins cinq secondes, mais pas plus de dix secondes.		
Deux premières insufflations	Faites deux insufflations (d'une seconde chacune).		
Vérifiez le pouls. Au moins cinq secondes, mais pas plus de dix secondes	Pouls de la carotide (si aucun pouls, commencez la RCR.)	Pouls de la carotide (si aucun pouls ou si le pouls est < 60 battements/min et accompagné de signes de faible perfusion, commencez la RCR.)	Pouls brachial (si aucun pouls ou si le pouls est < 60 battements/min et accompagné de signes de faible perfusion, commencez la RCR.)
Commencez la RCR.			
• Emplacement de la compression	Milieu du sternum entre les mamelons		Juste en dessous de la ligne mammaire sur le sternum
• Méthode de compression	Talon d'une main avec l'autre main par-dessus (ou une main pour les petites victimes)		Deux doigts (deux mains entourant le thorax avec les pouces pour la RCR à deux secouristes)
• Profondeur de compression	4 à 5 cm (1,5 à 2 po)	Un tiers à la moitié de la profondeur du thorax	
• Fréquence des compressions	100 par minute		
• Rapport de compressions à insufflations	30 : 2 (RCR à un ou deux secouristes)	30 : 2 pour la RCR à un secouriste (15 : 2 pour la RCR à deux secouristes)	

Références

1. Zheng ZJ, Croft JB, Giles WH, Mensah GA. Sudden cardiac death in the United States, 1989 to 1998. *Circulation*. 2001;104:2158-2163.

2. Chugh SS, Jui J, Gunson K, Stecker EC, John BT, Thompson B, Ilias N, Vickers C, Dogra V, Daya M, Kron J, Zheng ZJ, Mensah G, McAnulty J. Current burden of sudden cardiac death: multiple source surveillance versus retrospective death certificate-based review in a large U.S. community. *J Am Coll Cardiol*. 2004;44:1268-1275.

3. Vaillancourt C, Stiell IG. Les soins et les services médicaux d'urgence en cas d'arrêt cardiaque au Canada. *Can J Cardiol*. 2004;20:1081-1090.

4. Rea TD, Eisenberg MS, Sinibaldi G, White RD. Incidence of EMS-treated out-of-hospital cardiac arrest in the United States. *Resuscitation*. 2004;63:17-24.

5. Cobb LA, Fahrenbruch CE, Olsufka M, Copass MK. Changing incidence of out-of-hospital ventricular fibrillation, 1980-2000. *JAMA*. 2002;288:3008-3013.

6. Centers for Disease Control and Prevention. Web-based Injury Statistics Query and Reporting System (WISQARS) [en ligne]. National Center for Injury Prevention and Control, Centers for Disease Control and Prevention (producer). Disponible sur le site Web : http://www.cdc.gov/ncipc/wisqars. Lu le 3 février 2005.

7. Wenzel V, Idris AH, Banner MJ, Fuerst RS, Tucker KJ. The composition of gas given by mouth-to-mouth ventilation during CPR. *Chest*. 1994;106:1806-1810.

8. Idris A, Wenzel V, Banner MJ, Melker RJ. Smaller tidal volumes minimize gastric inflation during CPR with an unprotected airway [résumé]. *Circulation*. 1995;92(suppl):I-759.

9. Wenzel V, Idris AH, Banner MJ, Kubilis PS, Band R, Williams JL Jr, Lindner KH. Respiratory system compliance decreases after cardiopulmonary resuscitation and stomach inflation: impact of large and small tidal volumes on calculated peak airway pressure. *Resuscitation*. 1998;38:113-118.

10. Morton HJ, Wylie WD. Anaesthetic deaths due to regurgitation or vomiting. *Anaesthesia*. 1951; 6:190-201.

11. Ruben A, Ruben H. Artificial respiration: flow of water from the lung and the stomach. *Lancet*. 1962;1:780-781.

12. Stone BJ, Chantler PJ, Baskett PJ. The incidence of regurgitation during cardiopulmonary resuscitation: a comparison between the bag valve mask and laryngeal mask airway. *Resuscitation*. 1998;38:3-6.

13. Lawes EG, Baskett PJ. Pulmonary aspiration during unsuccessful cardiopulmonary resuscitation. *Intensive Care Med*. 1987;13:379-382.

14. Bjork RJ, Snyder BD, Campion BC, Loewenson RB. Medical complications of cardiopulmonary arrest. *Arch Intern Med*. 1982;142:500-503.

15. Mather C, O'Kelly S. The palpation of pulses. *Anaesthesia*. 1996;51:189-191.

16. Aufderheide TP, Sigurdsson G, Pirrallo RG, Yannopoulos D, McKnite S, von Briesen C, Sparks CW, Conrad CJ, Provo TA, Lurie KG. Hyperventilation-induced hypotension during cardiopulmonary resuscitation. *Circulation*. 2004;109:1960-1965.

17. Aufderheide TP, Pirrallo RG, Yannopoulos D, Klein JP, von Briesen C, Sparks CW, Deja KA, Conrad CJ, Kitscha DJ, Provo TA, Lurie KG. Incomplete chest wall decompression: a clinical evaluation of CPR performance by EMS personnel and assessment of alternative manual chest compression-decompression techniques. *Resuscitation*. 2005;64:353-362.

18. Yannopoulos D, McKnite S, Aufderheide TP, Sigurdsson G, Pirrallo RG, Benditt D, Lurie KG. Effects of incomplete chest wall decompression during cardiopulmonary resuscitation on coronary and cerebral perfusion pressures in a porcine model of cardiac arrest. *Resuscitation*. 2005;64:363-372.

19. Caffrey SL, Willoughby PJ, Pepe PE, Becker LB. Public use of automated external defibrillators. *N Engl J Med*. 2002;347:1242-1247.

20. Nichol G, Stiell IG, Laupacis A, Pham B, De Maio VJ, Wells GA. A cumulative meta-analysis of the effectiveness of defibrillator-capable emergency medical services for victims of out-of-hospital cardiac arrest. *Ann Emerg Med*. 1999;34(pt 1):517-525.

21. Valenzuela TD, Roe DJ, Cretin S, Spaite DW, Larsen MP. Estimating effectiveness of cardiac arrest interventions: a logistic regression survival model. *Circulation*. 1997;96:3308-3313.

22. Gundry JW, Comess KA, DeRook FA, Jorgenson D, Bardy GH. Comparison of naive sixth-grade children with trained professionals in the use of an automated external defibrillator. *Circulation*. 1999;100:1703-1707.

23. Larsen MP, Eisenberg MS, Cummins RO, Hallstrom AP. Predicting survival from out-of-hospital cardiac arrest: a graphic model. *Ann Emerg Med*. 1993;22:1652-1658.

24. Cummins RO. From concept to standard-of-care? Review of the clinical experience with automated external defibrillators. *Ann Emerg Med*. 1989;18:1269-1275.

25. Eisenberg MS, Cummins RO, Damon S, Larsen MP, Hearne TR. Survival rates from out-of-hospital cardiac arrest: recommendations for uniform definitions and data to report. *Ann Emerg Med*. 1990;19:1249-1259.

26. O'Rourke MF, Donaldson E, Geddes JS. An airline cardiac arrest program. *Circulation*. 1997; 96:2849-2853.

27. Page RL, Hamdan MH, McKenas DK. Defibrillation aboard a commercial aircraft. *Circulation*. 1998;97:1429-1430.

28. Valenzuela TD, Roe DJ, Nichol G, Clark LL, Spaite DW, Hardman RG. Outcomes of rapid defibrillation by security officers after cardiac arrest in casinos. *N Engl J Med*. 2000;343:1206-1209.

29. Wik L, Hansen TB, Fylling F, Steen T, Vaagenes P, Auestad BH, Steen PA. Delaying defibrillation to give basic cardiopulmonary resuscitation to patients with out-of-hospital ventricular fibrillation: a randomized trial. *JAMA*. 2003;289:1389-1395.

30. Cobb LA, Fahrenbruch CE, Walsh TR, Copass MK, Olsufka M, Breskin M, Hallstrom AP. Influence of cardiopulmonary resuscitation prior to defribrillation in patients with out-of-hospital ventricular fibrillation. *JAMA*. 1999;281:1182-1188.

31. Samson R, Berg R, Bingham R, Pediatric Advanced Life Support Task Force ILCoR. Use of automated external defibrillators for children: an update. An advisory statement from the Pediatric Advanced Life Support Task Force, International Liaison Committee on Resuscitation. *Resuscitation*. 2003;57:237-243.

32. Messieurs KG, Conraads VM, Goethals MP, Snoeck JP, Bossaert LL. Semi-automatic external defibrillation and implanted cardiac pacemakers: understanding the interactions during resuscitation. *Resuscitation*. 1995;30:127-131.

33. Panacek EA, Munger MA, Rutherford WF, Gardner SF. Report of nitropatch explosions complicating defibrillation. *Am J Emerg Med*. 1992;10:128-129.

34. Finholt DA, Kettrick RG, Wagner HR, Swedlow DB. The heart is under the lower third of the sternum: implications for external cardiac massage. *Am J Dis Child*. 1986;140:646-649.

35. Phillips GW, Zideman DA. Relation of infant heart to sternum: its significance in cardiopulmonary resuscitation. *Lancet*. 1986;1:1024-1025.

36. Orlowski JP. Optimum position for external cardiac compression in infants and young children. *Ann Emerg Med*. 1986;15:667-673.

37. Shah NM, Gaur HK. Position of heart in relation to sternum and nipple line at various ages. *Indian Pediatr*. 1992;29:49-53.

38. Clements F, McGowan J. Finger position for chest compressions in cardiac arrest in infants. *Resuscitation*. 2000;44:43-46.

39. Ruben HM, Elam JO, Ruben AM, Greene DG. Investigation of upper airway problems in resuscitation, 1: studies of pharyngeal x-rays and performance by laymen. *Anesthesiology*. 1961;22:271-279.

40. Safar P, Aguto-Escarraga L. Compliance in apneic anesthetized adults. *Anesthesiology*. 1959;20:283-289.

41. Elam JO, Greene DG, Schneider MA, Ruben HM, Gordon AS, Hustead RF, Benson DW, Clements JA, Ruben A. Head-tilt method of oral resuscitation. *JAMA*. 1960;172:812-815.

42. Guildner CW. Resuscitation: opening the airway. A comparative study of techniques for opening an airway obstructed by the tongue. *JACEP*. 1976;5:588-590.

43. Roth B, Magnusson J, Johansson I, Holmberg S, Westrin P. Jaw lift: a simple and effective method to open the airway in children. *Resuscitation*. 1998;39:171-174.

44. Zideman DA. Paediatric and neonatal life support. *Br J Anaesth*. 1997;79:178-187.

45. Cavallaro DL, Melker RJ. Comparison of two techniques for detecting cardiac activity in infants. *Crit Care Med*. 1983;11:189-190.

46. Menegazzi JJ, Auble TE, Nicklas KA, Hosack GM, Rack L, Goode JS. Two-thumb versus two-finger chest compression during CRP in a swine infant model of cardiac arrest. *Ann Emerg Med*. 1993;22:240-243.

47. Houri PK, Frank LR, Menegazzi JJ, Taylor R. A randomized, controlled trial of two-thumb vs two-finger chest compression in a swine infant model of cardiac arrest. *Prehosp Emerg Care*. 1997;1:65-67.

48. Dorfsman ML, Menegazzi JJ, Wadas RJ, Auble TE. Two-thumb vs two-finger chest compression in an infant model of prolonged cardiopulmonary resuscitation. *Acad Emerg Med*. 2000;7:1077-1082.

49. Whitelaw CC, Slywka B, Goldsmith LJ. Comparison of a two-finger versus two-thumb method for chest compressions by healthcare providers in an infant mechanical model. *Resuscitation*. 2000;43:213-216.

50. David R. Closed chest cardiac massage in the newborn infant. *Pediatrics*. 1988;81:552-554.

51. Todres ID, Rogers MC. Methods of external cardiac massage in the newborn infant. *J Pediatr*. 1975;86:781-782.

52. Thaler MM, Stobie GH. An improved technique of external cardiac compression in infants and young children. *N Engl J Med*. 1963;269:606-610.

53. Ishimine P, Menegazzi J, Weinstein D. Evaluation of two-thumb chest compression with thoracic squeeze in a swine model of infant cardiac arrest. *Acad Emerg Med*. 1998;5:397.

54. 2005 American Heart Association Guidelines for Cardiopulmonary Resuscitation and Emergency Cardiovascular Care, Part 11: Pediatric Basic Life Support. *Circulation*. 2005;112(suppl IV):IV-156–IV-166.

55. Redding JS. The choking controversy: critique of evidence on the Heimlich maneuver. *Crit Care Med*. 1979;7:475-479.

56. Majumdar A, Sedman PC. Gastric rupture secondary to successful Heimlich manoeuvre. *Postgrad Med J*. 1998;74:609-610.

57. Bintz M, Cogbill TH. Gastric rupture after the Heimlich maneuver. *J Trauma*. 1996;40:159-160.

58. Dupre MW, Silva E, Brotman S. Traumatic rupture of the stomach secondary to Heimlich maneuver. *Am J Emerg Med*. 1993;11:611-612.

59. Anderson S, Buggy D. Prolonged pharyngeal obstruction after the Heimlich manoeuvre [lettre]. *Anaesthesia*. 1999;54:308-309.

60. Heimlich HJ. Pop goes the cafe coronary. *Emerg Med*. 1974;6:154-155.

61. Orlowski JP. Vomiting as a complication of the Heimlich maneuver. *JAMA*. 1987;258:512-513.

62. Fink JA, Klein RL. Complications of the Heimlich maneuver. *J Pediatr Surg*. 1989;24:486-487.

63. van der Ham AC, Lange JF. Traumatic rupture of the stomach after Heimlich maneuver. *J Emerg Med*. 1990;8:713-715.

64. Aufderheide T, Stapleton ER, Hazinski MF, Cummins RO. Heartsaver AED *for the Lay Rescuer and First Responder*. Dallas, Texas: American Heart Association; 1999.

65. Heimlich HJ. A life-saving maneuver to prevent food-choking. *JAMA*. 1975;234:398-401.

66. Heimlich HJ, Uhley MH, Netter FH. The Heimlich maneuver. *Clin Symp*. 1979;31:1-32.

67. Kabbani M, Goodwin SR. Traumatic epiglottis following blind finger sweep to remove a pharyngeal foreign body. *Clin Pediatr (Phila)*. 1995;34:495-497.

68. Hartrey R, Bingham RM. Pharyngeal trauma as a result of blind finger sweeps in the choking child. *J Accid Emerg Med*. 1995;12:52-54.

69. Mejicano GC, Maki DG. Infections acquired during cardiopulmonary resuscitation: estimating the risk and defining strategies for prevention. *Ann Intern Med*. 1998;129:813-828.

70. Dracup K, Moser DK, Doering LV, Guzy PM. Comparison of cardiopulmonary resuscitation training methods for parents of infants at high risk for cardiopulmonary arrest. *Ann Emerg Med*. 1998;32:170-177.

71. Sellick BA. Cricoid pressure to control regurgitation of stomach contents during induction of anaesthesia. *Lancet*. 1961;2:404-406.

72. Dailey RH. *The Airway: Emergency Management*. St. Louis, MO: Mosby Year Book; 1992.

73. Salem MR, Joseph NJ, Heyman HJ, Belani B, Paulissian R, Ferrara TP. Cricoid compression is effective in obliterating the esophageal lumen in the presence of a nasogastric tube. *Anesthesiology*. 1985;63:443-446.

74. Petito SP, Russell WJ. The prevention of gastric inflation—a neglected benefit of cricoid pressure. *Anaesth Intensive Care*. 1988;16:139-143.

75. Turner S, Turner I, Chapman D, Howard P, Champion P, Hatfield J, James A, Marshall S, Barber S. A comparative study of the 1992 and 1997 recovery positions for use in the UK. *Resuscitation*. 1998;39:153-160.

76. Doxey J. Comparing 1997 Resuscitation Council (UK) recovery position with recovery position of 1992 European Resuscitation Council guidelines: a user's perspective. *Resuscitation*. 1998;39:161-169.

77. Atkins JM. Emergency medical service systems in acute cardiac care: state of the art. *Circulation*. 1986;74(pt 2):IV4-IV8.

78. American Heart Association. Standards and guidelines for cardiopulmonary resuscitation (CPR) and emergency cardiac care (ECC). *JAMA*. 1980;244:453-509.

79. Cummins RO, Ornato JP, Thies WH, Pepe PE. Improving survival from sudden cardiac arrest: the "chain of survival" concept. A statement for health professionals from the Advanced Cardiac Life Support Subcommittee and the Emergency Cardiac Care Committee, American Heart Association. *Circulation*. 1991;83:1832-1847.

80. Cummins RO, Graves JR. Clinical results of standard CPR: prehospital and inhospital resuscitation. In: Kaye W, Bircher NG, eds. *Cardiopulmonary Resuscitation*. *Clinics in Critical Care Medicine*. New York, NY: Churchill-Livingston; 1989:87-102.

81. Cummins RO, Eisenberg MS. Prehospital cardiopulmonary resuscitation. Is it effective? *JAMA*. 1985;253:2408-2412.

82. Cummins RO, Eisenberg MS, Hallstrom AP, Litwin PE. Survival of out-of-hospital cardiac arrest with early initiation of cardiopulmonary resuscitation. *Am J Emerg Med*. 1985;3:114-119.

83. Troiano P, Masaryk J, Stueven HA, Olson D, Barthell E, Waite EM. The effect of bystander CPR on neurologic outcome in survivors of prehospital cardiac arrests. *Resuscitation*. 1989;17:91-98.

84. Ritter G, Wolfe RA, Goldstein S, Landis JR, Vasu CM, Acheson A, Leighton R, Medendrop SV. The effect of bystander CPR on survival of out-of-hospital cardiac arrest victims. *Am Heart J*. 1985;110:932-937.

85. Bossaert L, Van Hoeyweghen R. Bystander cardiopulmonary resuscitation (CPR) in out-of-hospital cardiac arrest. The Cerebral Resuscitation Study Group. *Resuscitation*. 1989;17(suppl):S55-S69.

86. Cobb LA, Eliastam M, Kerber RE, Melker R, Moss AJ, Newell L, Paraskos JA, Weaver WD, Weil M, Weisfeldt ML. Report of the American Heart Association Task Force on the Future of Cardiopulmonary Resuscitation. *Circulation*. 1992;85:2346-2355.

87. Weisfeldt ML, Kerber RE, McGoldrick RP, Moss AJ, Nichol G, Ornato JP, Palmer DG, Riegel B, Smith SC Jr. Public access defibrillation. A statement for healthcare professionals from the American Heart Association Task Force on Automatic External Defibrillation. *Circulation*. 1995;92:2763.

88. Kerber RE. Statement on early defibrillation from the Emergency Cardiac Care Committee, American Heart Association. *Circulation*. 1991;83:2233.

89. Tang W, Weil MH, Sun S, Kette D, Gazmuri RJ, O'Connell F, Bisera J. Cardiopulmonary resuscitation by precordial compression but without mechanical ventilation. *Am J Respir Crit Care Med*. 1994;150:1709-1713.

90. Noc M, Weil MH, Sun S, Tang W, Bisera J. Spontaneous gasping during cardiopulmonary resuscitation without mechanical ventilation. *Am J Respir Crit Care Med*. 1994;150:861-864.

91. Clark JJ, Larsen MP, Culley LL, Graves JR, Eisenberg MS. Incidence of agonal respirations in sudden cardiac arrest. *Ann Emerg Med*. 1992;21:1464-1467.

92. Antman EM, Fox KM. Guidelines for the diagnosis and management of unstable angina and non-Q-wave myocardial infarction: proposed revisions. International Cardiology Forum. *Am Heart J*. 2000;139:461-475.

93. Solomon CG, Lee TH, Cook EF, Weisberg MC, Brand DA, Rouan GW, Goldman L. Comparison of clinical presentation of acute myocardial infarction in patients older than 65 years of age to younger patients: the Multicenter Chest Pain Study experience. *Am J Cardiol*. 1989;63:772-776.

94. Peberdy MA, Ornato JP. Coronary artery disease in women. *Heart Dis Stroke*. 1992;1:315-319.

95. Douglas PS, Ginsburg GS. The evaluation of chest pain in women. *N Engl J Med*. 1996;334:1311-1315.

96. Sullivan AK, Holdright DR, Wright CA, Sparrow JL, Cunningham D, Fox KM. Chest pain in women: clinical, investigative, and prognostic features. *BMJ*. 1994;308:883-886.

97. Brand FN, Larson M, Friedman LM, Kannel WB, Castelli WP. Epidemiologic assessment of angina before and after myocardial infarction: the Framingham study. *Am Heart J*. 1996;132(pt 1):174-178.

98. Sigurdsson E, Thorgeirsson G, Sigvaldason H, Sigfusson N. Unrecognized myocardial infarction: epidemiology, clinical characteristics, and the prognostic role of angina pectoris. The Reykjavik Study. *Ann Intern Med*. 1995;122:96-102.